Es war einmal eine Familie...

eine Mutter und ihre fünf Kinder. Wie viele Familien lebte auch diese auf dem Meer.

Auf einem großen Schiff. Doch irgendwann reichte dieses Schiff den Kindern nicht mehr aus, es wurde ihnen zu eng. Und wie alle Jugendlichen packte auch diese Fünf die Sehnsucht, hinaus aufs Meer zu fahren. So baten sie ihre Mutter, einer nach dem anderen, um ein eigenes kleines Boot. Nach und nach verließen sie das Schiff und gingen auf Entdeckungsreise. Sie erlebten die unterschiedlichsten Abenteuer. Sie bereisten die Welt und lernten die viele Menschen und Lebensformen kennen.

Doch eine der Töchter geriet in ganz besonders stürmische Unwetter. Sie sah schrecklichen Seeungeheuern ins Auge und musste gegen räuberische Piraten ankämpfen. Es schien fast, als wollte dieses Mädchen um jeden Preis Schiffbruch erleiden. Trotz Warnungen der Mutter begab es sich auf sehr dunkle und sehr gefährliche Reisen. Dann und wann erreichte die Mutter eine Nachricht ihrer Tochter; von irgendwo – aus der Ferne. Häufig waren es Hilferufe. Und es gab Zeiten, da schien das Mädchen wie vom Erdboden verschluckt. Kein Lebenszeichen in Sicht.

So bemühte sich die Mutter nun, es so gut zu unterstützen, wie sie es vermochte. Doch was sie auch tat, es schien nie genug. Und schon bald wusste sie nicht mehr, wie sie all die Probleme ihrer Kinder, besonders die ihrer ältesten Tochter, aus der Ferne lösen konnte. Wie und wo sie sie erreichen sollte.

Schließlich befand sich auch die Mutter auf ihrer ganz eigenen Reise. Auch sie steuerte mit ihrem kleinen Schiffchen übers raue Meer und versuchte Kurs zu halten. Ihr Schiff, ihre Suche nach Antworten und Wegen, führte sie in unbekannte Gewässer, die sie immer wieder unbeirrbar durchsegelte.

Denn irgendwo da draußen musste es doch Antworten geben! Von Jahr zu Jahr erfuhr sie mehr über das Leben auf See. Sie sprach mit unzähligen Familien, war zu Gast auf deren Schiffen. Sie fand Gelassenheit und entdeckte, dass es eine Sprache gab, die alle Menschen verstanden, die die sie einander näherbrachte.

Und mit Hilfe dieser Sprache erreichte sie auch ihre Tochter wieder. Sie lernte, dass die schlimmen Unwetter dazu gehörten, dass man diese hinnehmen musste und dass die klaren ruhigen Morgen, die auf diese Unwetter folgten, den Zauber neuer Möglichkeiten in sich bargen. Man konnte an ihnen wachsen und aus ihnen lernen.

Und mit der neu gewonnenen Gelassenheit und all ihren persönlichen Erfahrungen wurde ihr mehr und mehr bewusst, dass sie versucht hatte, an einem falschen Ort zu leben. Und so zog sie in einen kleinen Leuchtturm und wurde dessen Wärterin. Von dort aus begann sie ihr kleines Licht raus aufs Meer zu senden, damit es ihre Kinder sehen konnten. Doch nicht nur ihre Kinder sahen das Licht. Auch die Menschen, die sie auf all ihren vielen Reisen getroffen hatte, jene, die teilweise noch immer orientierungslos auf dem Meer umher ruderten und versuchten Ihre Kinder zu retten.

Und die Frau erkannte ihre Bestimmung. Sie fühlte eine neue Leidenschaft, die den Reisen der anderen galt, ihren Routen und Schicksalen, ihren Abenteuern und Herausforderungen. Und so öffnete sie fortan ihre Tür jedem, der davorstand. Und sie lud die Menschen ein, das Erlebte mit ihr zu teilen. Und sie hörte, was die Menschen sagten, und sie fühlte mit ihnen. Sie schenkte ihnen ein Stück ihrer Gelassenheit, die Sprache des Herzens und von dem Wissen, dass nach jeder stürmischen Nacht ein neuer Morgen folgt.

2

Und so kam es, dass Jahr um Jahr immer mehr Leuchttürme begannen, über das Meer zu leuchten. Und es fanden immer mehr der kleinen Boote mitsamt den Kindern an Bord den Weg nach Hause, um Rast zu machen und die erlebten Abenteuer mit ihren Müttern und Vätern zu teilen. So auch ihre Tochter.

Diese Leuchtturmwärterin ist meine Mutter, sie ist die Verfasserin dieses Manuals, welches sie nicht nur geschrieben hat, sondern auch selbst lebt. Wie viele anderen Mütter und inzwischen auch ich: Tag für Tag ein Stückchen mehr. Und das wünsche ich auch euch, allen Eltern da draußen auf dem Meer: Dass Ihr mit diesem Büchlein einen kleinen Kompass, ein Stück Gelassenheit für euch persönlich und für euer Elternsein findet, so wie wir.

Ich war lange allein auf rauer See und konnte die Anstrengungen meiner Mutter nicht sehen. Nicht verstehen, dass jeder seinen eigenen Raum braucht, sein eigenes Leben leben muss, um die Schönheit jener Momente zu erschaffen, die man dann und nur dann bewusst teilen kann, wenn man eine Wahl hat.

Heute bin ich sehr dankbar für meine Leuchtturmmutter und ihre Arbeit - für mich und all die Mütter und Eltern da draußen.

Ich liebe dich für dein Du und für unser Wir...

...und in der Dunkelheit sehe ich ein Leuchten.

Laura

Bärbel Jung

3

Vom Rettungsboot zum Leuchtturm

Ein persönlicher Begleiter für Familien im Chaos

Das Eltern-Leuchtturm-Modell

© Bärbel Jung

Band 1

Vom Chaos zur Klarheit

Vom Rettungsboot zum Leuchtturm

Ein persönlicher Begleiter für Familien im Chaos

Das Eltern-Leuchtturm-Modell © Bärbel Jung

Coverillustration © Leonard Riegel

Copyright © Bärbel Jung, Kassel 2020 2. Auflage 10/20
Herstellung BoD - Books on Demand, Norderstedt Printed in Germany
ISBN 978-3-750437-34-0

Kontakt: praxis@baerbeljung.de www.baerbeljung.de

Band 1

5

Ich habe keine Lehre.
Ich zeige nur etwas.

Ich zeige Wirklichkeit, ich
zeige etwas an der Wirklich-
keit, was nicht oder zu wenig
gesehen worden ist. Ich
nehme ihn, der mir zuhört, an
die Hand und führe ihn zum
Fenster.

Ich stoße das Fenster auf und
zeige hinaus. Ich habe keine
Lehre, aber ich führe ein Ge-
spräch.   Martin Buber

Wenn einer in der Familie ein Problem hat, dann hat die Familie das Problem.

„Es kommt einzig darauf an, bei sich zu beginnen."   Martin Buber

Kinder und Jugendliche mit stark instabilen Gefühlszuständen können sehr viel Liebe geben, jedoch nur wenig Liebe annehmen.

Die Sicherheit einer haltenden, tragenden Familie erhöht die Chance, der Liebe zum eigenen SELBST die Tür zu öffnen und sich willkommen zu heißen.

Inhaltsverzeichnis

3. Orientierung durch Haltung 76

An meine Tochter auf dem Weg zu sich selbst

Mein Kind,
in wenigen Tagen feierst du deinen 21. Geburts-
tag.
Du bist eine schöne junge Frau, mit vielen Ge-
sichtern, die mich Neues sehen lehren.

Manchmal, wenn ich weine,
dann weiß ich nicht,
weine ich um mich oder um dich, mein Kind.

Manchmal, wenn ich zweifle,
dann weiß ich nicht,
zweifle ich an meiner oder an deiner Kraft, mein
Kind.

Manchmal, wenn ich mich befreit fühle,
dann weiß ich nicht,
frei von meiner oder frei von deiner Angst, mein
Kind.

Manchmal frage ich mich,
wer zeigt hier wem, was Leben ist,
zeig ich es dir oder du mir, mein Kind.

Du schmückst dein junges Leben mit sichtbaren
Narben, für jedermann zu sehen,
doch nur für wenige zu verstehen.

Ich habe gelernt sie zu lesen.

Ich lese in ihnen wie in einem Buch.

Manchmal bin ich darin dein Gast,

manchmal auch eine Ungebetene, eine Blinde, eine Nichtversteherin.

Das Buch deines Lebens, es ist geschrieben, mit vielen dunklen Geschichten, doch am Ende wird es von deiner unbändigen Lebensfreude berichten.

Deine Freude am Leben, deine Kraft, deine Schönheit, die in dir steckt, die dich, wenn sie hervorblitzt, heute noch erschreckt.

Die Lebendigkeit, die du dir so sehr wünschst,

jedoch aus Angst sie wieder zu verlieren, hinterfragst, vernichtest, verdrängst.

Der Weg, den du jetzt gehst, geh ihn weiter.

Und vielleicht, wenn ich einmal zweifle, ist es DEIN Lächeln, was mir zuflüstert: Mama, mach weiter!

März 2008

Vorwort

Boot für Dich

Es gibt Momente, da wünschte ich, ich wäre ein Boot für Dich.

Ein Boot, das Dich fortträgt, wohin auch immer es Dich sehnt.

Ein Boot, das niemals kentert, egal wie stürmisch Deine See ist.

Ein Boot für Dich, mein Kind! ©unbekannt

Dieses Buch richtet sich an Eltern, die sich mit ihren Jugendlichen oder jungen erwachsenen Kindern in einem Teufelskreis aus Stress, Krisen und Ohnmachtsgefühlen gefangen fühlen. Eltern, die in die emotionalen Irrfahrten ihrer Kinder mit eingestiegen sind und den Weg aus dem Chaos alleine nicht mehr finden. Eltern, die an ihrer Angst verzweifeln, nicht mehr wertvolle und wichtige Lebensbegleiter ihrer Kinder sein zu können. Eltern, deren größte Angst es ist, die Verbindung zu ihrem Kind zu verlieren. Eltern, die gefangen sind in ihren persönlichen Verstrickungen aus Schuld- und Schamgefühlen. Eltern, die erleben und befürchten, als *schlechte Eltern* stigmatisiert zu werden.

Sie wurden zum Rettungsboot ohne Kompass.

Eltern eines emotional instabilen Jugendlichen zu sein, ist eine Herkulesaufgabe, auf die uns niemand vorbereitet. In der Fachwelt finden wir wenige alltagstaugliche Unterstützungsangebote, die geprägt sind von tiefgreifendem Respekt der Elternschaft gegenüber oder die komplexen Dynamiken familiären Zusammenspiels in ihre Auseinandersetzung genügend mit einbeziehen.

Leider sind es oft die Eltern selbst, die an ihrer Wirksamkeit zu zweifeln beginnen oder kurz davorstehen, die Führung ihrer Familie aus der Hand zu geben. Genau das ist die Schwachstelle im Familien-Chaos! Das Ruder Ihres familiären Zusammenwirkens müssen Sie, liebe Eltern, in Ihren Händen halten! Denn besonders in stürmischen Zeiten brauchen Jugendliche die Führung von Erwachsenen, die wissen, wer sie selbst sind. Eltern, die ihre eigenen Grenzen kennen, ihre eigenen Bedürfnisse, ihre eigenen Werte. Nur solche Eltern sind in der Lage, deutliche Signale zu senden. Gelingt Ihnen das nicht mehr, ist zunächst Selbstreflexion gefragt.

Sie sind und bleiben der Leuchtturm Ihres Kindes!

Werden Sie sich als Eltern darüber bewusst, wie tief Sie immer noch in Ihren eigenen Denk- und Verhaltensmustern gefangen sind. Erkennen Sie, wie stark Ihre Art zu handeln, Einfluss auf das Verhalten Ihres Jugendlichen nimmt. Betrachten Sie Ihre Sorgen aus einer anderen Perspektive; Schauen Sie bitte auf sich selbst.

An dieser Stelle:

Hand aufs Herz; gefällt Ihnen, was Sie da sehen?

Dieser Perspektivwechsel kann Ihnen die gewünschte Wende bringen. Das ist und bleibt Ihr machtvoller Eltern-Anteil, den Sie nutzen können.

In einer Krise zusammen zu wachsen, eine familiäre Krise gemeinsam zu meistern, schweißt Menschen emotional dichter zusammen als alles andere auf der Welt. Und dafür lohnt sich jede Anstrengung. Schenken Sie dem Jugendlichen Ihr Vertrauen, unabhängig davon, was gerade in seinem Leben passiert. Dieses Manual dient Leuchtturm-Eltern als eine Art Kompass. Es zeigt ihnen die Richtung, in die sie ihre Signale schicken können.

Also: Wenn Sie die Kraft verlässt, machen Sie Pause; nehmen Sie sich eine Auszeit. Wenn Sie diese Reise durchhalten, werden Sie ans Ziel kommen. Holen Sie sich Verbündete! Gemeinsam unterwegs zu sein, ist leichter. Und achten Sie unterwegs unbedingt auf das Schöne und Leichte; es ist immer da. Sie müssen wieder lernen es zu sehen. Sie müssen Ihren Blick auf das richten, was Ihrer Seele guttut, was Sie aufblühen lässt. Ihre Kraftquellen warten auf Sie, damit Sie sich selbst Gutes tun, wieder auftanken, in Ihre Kraft kommen!

Eine gefühlte Nähe zu Ihnen ist mir ein tiefes Bedürfnis, denn ich war selbst für eine sehr lange Zeit eines dieser orientierungslosen Rettungsboote ohne Kompass.

Was ich Ihnen deshalb anbiete, ist kein intellektueller Diskurs, sondern eine Art persönliche und aktive Wegbeschreibung. Ein mitfühlender Eltern-Kompass, erweitert um fachlich fundiertes Hintergrundwissen. Er zeigt Ihnen den Weg heraus aus dem emotionalen Chaos – und in Richtung einer definierten, entspannteren Elternschaft!

Seit mittlerweile über zehn Jahren begleite ich Familien auf dem Weg zum ‚Leuchtturm‘. Viele sind angekommen. In diesem Praxisbuch lassen Sie einige dieser wunderbaren Leuchttürme mit ihren sehr persönlichen Erzählungen am selbst Erlebten teilhaben. Dafür bin ich diesen Müttern und Vätern sehr dankbar. Um Anonymität zu wahren, wurden alle Namen geändert.

Die Inhalte dieses Manuals wurden in Anlehnung an meine Leuchtturm-Schulungsgruppen aufgebaut. Der Aufbau hat sich in den Jahren der Familienarbeit bewährt.

Es ist sinnvoll, dass Sie sich beim Lesen Zeit und Ruhe gönnen (ja, ganz besonders im Chaos!). Lassen Sie sich bitte Zeit. Gönnen Sie Ihrer Seele die ersehnte Ruhe und einen schützenden Raum. Den brauchen Sie, um sich berühren zu lassen. In manchen Momenten bewegt Sie vielleicht schon ein einziger Satz oder auch nur ein Wort. Es macht Sie vielleicht traurig oder vielleicht eher hellwach? Alles, was da ist, darf da sein. Lassen Sie sich darauf ein.

Als orientierungsloses Rettungsboot brauchen Sie besonders viele Seelenstreichler. Häufig muss Orientierung erst wieder gelernt werden. Deshalb zählt zu Ihren ersten Schritten, an einem sicheren Ort jenseits Ihrer stürmischen Seefahrt, vor Anker zu gehen. Denn nur dort, wo Sie tragenden Boden unter Ihren Füßen spüren, können Sie allmählich Vertrauen gewinnen, zur Ruhe kommen, sich entspannen. Ziehen Sie sich dahin zurück. Auch, um sich ungestört den eigenen seelischen Verwundungen widmen zu können.

In der Ruhe finden Sie wieder Kraft. Dafür sind Sie als Erwachsene allein verantwortlich. Auch dafür, wo, wie und wann Sie das tun. Kümmern Sie sich also gut um sich selbst, damit Sie für die weiteren stürmischen Fahrten Ihres Jugendlichen die notwendige Kraft besitzen und Orientierung geben können

Also – raus aus dem Chaos, hin zur Klarheit!

Bilden Sie neue Gemeinschaften mit Eltern, die sich in ähnlicher Not befinden wie Sie. Sie sind nämlich nicht allein. Wenn z.B. in Ihrer Straße 100 Häuser stehen, können Sie davon ausgehen, dass in mindestens weiteren fünf Häusern Eltern leben, die sich ebenso hilflos fühlen wie Sie.

Es geht nicht darum, auf alles eine Antwort zu finden. Verabschieden Sie sich von der Illusion, für jedes Problem Ihres heranwachsenden Kindes eine Lösung präsentieren zu müssen. Das ist weder realistisch, noch sinnvoll. Das will, kann und muss der Jugendliche letztendlich selbst lernen.

Was braucht er jetzt von den Erwachsenen? Das unerschütterliche Vertrauen in ihn! Und zwar als der Mensch, der er ist und nicht als der, den Sie vielleicht gerne hätten!

Es geht darum, dass Sie als Eltern neuen Ideen eine Chance geben. Sie sollen neue Versuche wagen und dann schauen, was und wie es klappt. Es geht darum, Gemeinschaften zu finden oder selbst zu gründen, in denen Sie spüren, dass Sie dort mit Ihren Familiensorgen am richtigen Ort sind.

Familien brauchen keinen Konkurrenzkampf, keine Vergleiche. Eltern brauchen gefühlte Gemeinschaften mit anderen Eltern. Sie brauchen auch die Bestätigung, dass sie grundsätzlich richtig sind. Und dass es normal ist, unterwegs im Leben mit dem Familienschiff auch mal vom Kurs abzukommen. Ganz besonders in stürmischen Zeiten. Dann müssen die Eltern als Kapitäne ihrer Schiffe wieder den Kurs in sichere Gewässer finden, bis hin in einen sicheren Hafen.

Von dort aus werden sie dann sinnbildlich zum Leuchtturm und senden ihr Licht aufs offene Meer hinaus. Dieses Licht soll die Jugendlichen dann bei ihrem selbständigen Navigieren durch gefährliche Gewässer und dunkle Zeiten unterstützen.

Ohne Leuchttürme geht es nicht

1. Einführung

Vom Gefühl, allein gelassen zu werden und dem Weg heraus

Als Frau G. die Rasierklinge in der Hose ihrer Tochter Sarah fand, da ahnte sie, was bald Gewissheit wurde: ihre 17-jährige Tochter ritzt sich. Die hinzugezogene Kinder- und Jugendlichenpsychologin stellte bei Sarah neben dem selbstverletzenden Verhalten weitere Symptome für eine emotionale Instabilität fest und diagnostizierte eine beginnende Borderline-Persönlichkeits-Entwicklungs-Störung (BPS). In Deutschland teilt Sarah dieses Persönlichkeitsmuster mit geschätzten fünf von hundert Jugendlichen und jungen Erwachsenen.

Ach, hätten wir das doch früher gewusst! Wie viel Leid wäre unserer Familie erspart geblieben!

Eine Mutter – Seminarteilnehmerin

Wie diese Mutter fühlen sich viele betroffene Eltern allein gelassen. Manchmal vom eigenen Partner, von ihrer Familie, ihren Freunden, den Schulen, vom Staat, vom Rest der Welt. Der Glaube daran, als Familie die notwendigen Kompetenzen zu besitzen, ist ihnen verloren gegangen.

Allen ist jedoch eines gemeinsam: ich begegne ihnen an einem Ort tiefer Hilflosigkeit. Es fällt ihnen schwer, ihre zermürbenden Auseinandersetzungen mit ihren Kindern klar zu beschreiben. Häufig berichten sie von jahrelangen Kämpfen, in denen sich alle als Verlierer empfinden. Aber worum kämpfen sie?

Sie kämpfen darum, für ihr Kind eine liebevolle Mutter (ein guter Vater) sein zu können.

Sie kämpfen darum, ihre liebevollen Elterngefühle in liebevolles Handeln umzuwandeln.

Sie wollen für ihr Kind wertvoll und wirksam sein, auch in schwierigen Zeiten.

Finden Sie sich in diesen Worten wieder? Dann gilt als erstes:

Hören Sie sofort auf *gegen* Ihr Kind zu kämpfen!

Solange Ihr Zusammenleben als Kampf erlebt wird, können Sie sicher sein, dass Sie alle Verlierer sein werden. Sie und Ihr Kind! Sie bewegen sich noch in die falsche Richtung!

Es gibt nur einen Kampf, der sich lohnt: ein gemeinsamer Kampf. Ein gemeinsames Ringen darum, verstehen zu wollen, akzeptieren zu lernen, annehmen und lassen zu können...

Es braucht Mut, sich den eigenen unangenehmen Realitäten zu stellen. Bitte, haben Sie keine Angst davor, trauen Sie sich! Es ist nämlich längst kein Geheimnis mehr: wir alle haben Angst.

Lernen Sie, sich selbst zu verzeihen. Das macht Sie zu wirklich *echten* Eltern, die auch im emotionalen

Familien-Chaos glaubwürdig bleiben; als Eltern, die ihre Haltung und Kraft bewahren.

Das gelingt manchmal vor allem durch die Unterstützung von selbst gegründeten Elterngemeinschaften, durch unterstützende Freundschaften, als Elternpaare oder auch zwischen verschiedenen Alleinerziehenden. Sie alle können sich gegenseitig halten, wenn es in der Familie mal wieder kriselt.

Erinnern Sie sich immer wieder daran, dass die inneren Kräfte der Familie den stärksten Einfluss auf die Familienmitglieder haben. Und daran, dass Familien durchaus auch andere Familien brauchen, um sich gegenseitig stärken zu können. Bauen Sie sich also Ihr persönliches ‚Indianerdorf'.

Wahrscheinlich haben Sie lernen müssen, dass es nicht ausreicht, ein Kind zu lieben. Es muss sich auch geliebt fühlen. Eine Kampfsituation ließe sich auch so deuten, dass sich ein Kind z.B. überfordert, orientierungslos, hilflos, allein gelassen fühlt. Das wiederum kann in ihm Wut, Ohnmachtsgefühle und Aggressionen gegen Sie als Eltern auslösen.

Gute Eltern zu sein, ist wirklich nicht leicht. Es ist eine endlose Suche, das immerwährende Bemühen nach Worten, Taten, Gesten, mit denen Sie Ihrem Kind Ihre Liebe und Verbundenheit signalisieren können und sollten. Es gelingt mal mehr, mal weniger. Niemals immer.

Die besten Eltern machen jeden Tag ca. 20 Fehler

Jesper Juul 2010

Heutzutage haben wir sehr große Ansprüche an unsere Elternschaft. Aber Eltern zu sein, war noch nie einfach. Verantwortung für die geistige und körperliche Entwicklung ein neues Menschenlebens zu tragen, zählt zu den wertvollsten Lebensaufgaben. Eltern können einen großen Teil dazu beitragen. Doch sollten sich Eltern auch klarmachen, dass sich jedes Kind bereits von Geburt an aktiv ins Familiengeschehen mit einbringt.

Sicherlich hatten Sie als Eltern konkrete Vorstellungen über Ihr zukünftiges Familienleben. Sie hatten es sich so schön vorgestellt: eine sich liebende Familie. Doch es kam anders. Trotz aller guten Vorsätze gelingt es Ihnen nicht immer, Ihrem Kind geduldig und liebevoll zu begegnen. Vielleicht haben Sie langsam erkennen können, dass zu einem gelingenden Familienleben mehr gehört als eine gut gemeinte Lebensplanung. Willkommen in der Realität! Willkommen im Kreis der unzähligen Familien, denen das ebenfalls klar geworden ist. Nicht wenige von ihnen sind jedoch für diese Erkenntnis einen langen, schmerzhaften Weg mit- und gegeneinander gegangen.

Heute gibt es keinen einheitlichen Erziehungsstil mehr. Jede Familie kann und muss schauen, welches Modell zu ihr passt.

Das ist doch eine begrüßenswerte Entwicklung: Sie müssen sich nicht mehr entscheiden zwischen einem autoritären oder einem antiautoritären Modell. Das bedeutet neue Freiheiten fürs Elternsein: Sie machen es so, wie Sie es für richtig halten. Ihr Erziehungsstil bleibt in Ihren Händen. Das bedeutet aber auch: Sie allein tragen dafür die Verantwortung!

So bringt diese neue Freiheit auch neue Herausforderungen mit sich. Vielen geht die Orientierung verloren. Es entsteht Unsicherheit. Woran soll man sich nun halten, wenn in der Krise plötzlich jeder etwas anders sagt oder es besser weiß? Wie macht man dann ‚richtig'? Das betrifft vor allem Zeiten, in denen man vor Sorge um das eigene Kind schon längst keinen klaren Gedanken mehr fassen kann, wenn man nur noch irgendwie funktioniert.

Dann wünscht man sich eine ‚Gebrauchsanleitung', in der genau steht, wie es geht. Aber solche allgemeingültigen Anleitungen gibt es nicht, auch wenn sie hier und da versprochen werden. Und das ist auch gut so. Warum?

Finden Sie Ihren persönlichen Weg, gute Eltern zu sein

Wir alle sind einmalige Menschen, mit einmaligen Veranlagungen und Möglichkeiten. Doch statt dieser Vielfalt Raum zu lassen, wird heute unterstellt, dass Eltern beschult und unterwiesen werden müssen, um sich für ihre Kinder in angemessener Weise zu engagieren. Wir leben in einer Zeit, in der pädagogisches ‚Rezeptwissen' vermarktet wird. Das verunsichert Eltern, hindert sie daran, ihren eigenen Erziehungsstil zu finden.

Und so stellen sich Ihnen zwei Fragen:

1. Wie können Sie lernen, sich in Ihrer Elternrolle zu schätzen, sich selbst zu respektieren, Ihren persönlichen Stärken zu vertrauen und diese zu leben?

2. Wie erlangen Sie mehr Sicherheit, Klarheit und Durchsetzungsvermögen, um Ihre Kinder darin zu unterstützen, zu starken und lebensfrohen Menschen zu werden?

Liebe Eltern, Sie tragen diese Stärken bereits in sich. Manchmal sind diese im Laufe Ihres Lebens ein wenig untergegangen. Doch jetzt gilt es, sie wieder hochzuholen und sie zu leben.

Wir leben in unterschiedlichen Lebenssituationen, unter gesellschaftlich verschiedenen Bedingungen. Was in einer Familie funktioniert, lässt sich nicht direkt auf eine andere übertragen.

Immer häufiger sind Eltern sogar versucht, ihre Elternschaft abzugeben, die Lösung für *die Probleme ihres schwierigen Kindes* Fachleuten zu überlassen. Diese Eltern haben die Hoffnung und das Vertrauen in ihre eigenen Kräfte verloren. Sie fühlen sich ihrer besonderen und wertvollen Aufgabe, der Führung ihrer Familie, nicht mehr gewachsen. Der Sinn ihres Handels als Eltern scheint damit verloren. Sich so zu fühlen, macht depressiv.

Die Gesellschaft und unser Gesundheitswesen hält für unsere Kinder unüberschaubare Hilfsangebote bereit. Um das Richtige zu finden, brauchen Eltern jedoch häufig einen langen Atem und das Vertrauen darauf,

26

dass sie in ihrer Not tatsächlich machbare Auswege finden werden.

Erinnern Sie sich also daran, dass Sie bereits das notwendige Rüstzeug besitzen! Kämpfen Sie für ein würdevolles, elterliches Bewusstsein und für eine Familie, die so schnell nichts erschüttern kann.

Unterstützung holen – ja! Abgabe der Verantwortung – nein!

Befreiung aus dem Netz von Vorwürfen und Verurteilungen

Immer wieder klagen Eltern so wie diese Mutter: *„Ich fühle mich so hilflos. Ich muss dabei zusehen, wie meine Tochter mit ihrem sich selbst gefährdenden Verhalten mit Vollgas gegen die Wand fährt. Ich halte das aus bis zu dem Punkt, wo ich merke, jetzt kann es ganz schnell gehen und dann ist sie nicht mehr da. Da denke ich, da muss ich doch als Mutter was machen! Doch ich weiß nicht, was ich machen soll, wie ich mich konkret in bestimmten Situationen verhalten soll. Ich habe das Gefühl, es wird immer noch schlimmer. Ich habe schon so vieles gelesen und versucht. Und dennoch fühle ich mich so furchtbar hilflos."*

Dass diese Mutter sich so fühlt, ist nach den jahrelangen „Kämpfen" vollkommen verständlich. Wichtig ist zunächst, dass sie sich das eingesteht.

Als Eltern dürfen Sie sich nämlich ratlos, hilflos und allein fühlen. Vermutlich müssen Sie das sogar, wenn Sie alles versucht haben, was in Ihrer Macht steht, um zu helfen. Vor allem dann, wenn davon bis heute nur wenig in Ihren Augen hilfreich war. Da liegt die Vermutung nahe, dass vielleicht einige Ihrer gut gemeinten Kraftanstrengungen tatsächlich nicht förderlich gewesen sein könnten.

Das bedeutet jedoch nicht, dass Sie in der Vergangenheit alles *falsch* gemacht haben. Die Eltern, denen ich begegne, haben eher zu viel als zu wenig getan! Es war eher dieses *zu viel* an Hilfe, zu viel an elterlicher Unterstützung, zu viel an elterlichen Rettungsversuchen, wenn es für ihre Kinder mal wieder *ungemütlich* wurde.

Letztendlich erhielten diese Kinder *zu wenig* Raum, um tatsächliche Eigenverantwortung lernen und übernehmen zu können. Zu schnell waren ihre Eltern mit *gut* gemeinten Ratschlägen und Besserwisserei zur Stelle. Als müsse immer schnell eine Lösung her. Als ob den Kindern die Zeit davonrennen würde. Als müssten sie sich nur ja schnell wieder einordnen in das vorgegebene System ihrer Eltern, der Schulen, unserer Gesellschaft.

Von außen betrachtet sieht dieser Kampf manchmal aus wie ein dramatisches Missverständnis zwischen Eltern und Kindern. Sie lieben sich zwar, ,jedoch haben sie unterschiedliche Vorstellungen davon, wie sie leben wollen und können darüber nicht konstruktiv kommunizieren. Ich bin davon überzeugt, dass Sie dennoch Ihrem Kind in der Vergangenheit viel

Schönes und Wertvolles vermittelt haben, auch wenn Sie das jetzt vielleicht nicht sehen können.

Kümmern Sie sich nun erst einmal um sich selbst. Erlauben Sie sich, Ihre belastenden Gefühle zuzulassen. Diese wirklich anzuerkennen, diese wollen Ihnen etwas signalisieren. DAS will und muss gesehen werden.

Dazu zählen typische Eigenverurteilungen wie: *„Ich war keine gute Mutter (kein guter Vater) für mein Kind. Sonst wäre das alles nicht passiert."*

Hier bitte sofort STOPPEN!

Wieso kommt es Ihnen, liebe Eltern, nicht in den Sinn, sich einmal anders zu betrachten? Drehen Sie bitte einfach mal Ihren Vorwurf „Ich war keine gute Mutter" gedanklich um. Etwa so: *„Vielleicht hat das, was ich meinem Kind geboten habe, dieses vor Schlimmerem bewahrt?"*[1]

Wer auf der Welt will diese Frage tatsächlich und eindeutig beantworten können? Wer nämlich glaubt, darauf endgültige Antworten oder Lösungen parat zu haben, der ermächtigt sich selbst zu einer Instanz, die anmaßend und selbstherrlich ist.

Manchmal spricht diese Instanz sogar in unseren eigenen Köpfen zu uns. Wenn Sie diese innere Stimme hören, wissen Sie, dass in Ihrem Kopf ein kleines, jedoch sehr einflussreiches Wesen sitzt, nennen wir es Frau Richter oder den Herrn Richter. Die Richters kennen nur einen Urteilsspruch: Schuld, Schuld, Schuld. Und warum Sie so über sich denken, das hat mit Ihrer eigenen Lebensgeschichte zu tun.

Deshalb ist es hilfreich, sich über die eigene Lebensgeschichte und das, was uns geprägt hat, klar zu werden. Erkennen Sie zukünftig zumindest die guten Absichten Ihres Handelns an, auch wenn Sie damit nicht
immer erfolgreich sein werden. Eine solche Haltung
mögen Herr und Frau Richter nämlich gar nicht.

Denn das ist die große Falle, in die sich Eltern in Seenot immer wieder verstricken: Sie zappeln in ihren
selbst gewebten Netzen aus Vorwürfen, Verurteilungen und Schuldgefühlen herum, statt sich ans Steuer
zu begeben. Sie verurteilen sich als unfähig und als allein verantwortlich für das emotionale Familienchaos.
Mütter im Allgemeinen noch stärker als Väter. Zumindest nach außen. Doch je mehr sie zappeln, umso größer wird das eigene Ohnmachtsgefühl. Sie sind die
zappelnde Fliege im eigens dafür gesponnenen Spin-
nennetz!

Wer dort verharrt, der kann im Auflösen von familiären und emotionalen Verstrickungen und Verknotun-
gen nicht wirksam sein. Der wird früher oder später
selbst hilfsbedürftig!

Sie wollen etwas in Ihrer Familie ändern? Sie wollen
wieder wirksam sein? Dann müssen Sie es wagen, sich
neuen Fragen zu stellen. Und auf Ihre neuen Fragen
werden Sie neue Antworten und neue Wege zu finden.

Bitte hören Sie auf zu zappeln!

Radikale Akzeptanz und Grundvertrauen in sich und in das eigene Kind

Der erste Schritt ist der schwerste. Gleichzeitig ist es der, der Ihnen das ermöglicht, wonach Sie sich sehnen. Ist Ihnen dieser gelungen, werden Sie plötzlich neue Möglichkeiten entdecken. Sie können ja doch etwas tun! Sie werden als Eltern wieder handlungsfähig.

Möglich wird dies durch diesen einzigen, jedoch unverzichtbaren Grundschritt. Er ist für alle Menschen gleich, egal in welcher Lebenslage sie sich befinden. Niemand kann diesen jedoch Schritt abnehmen. Auch Eltern ihren Kindern nicht. Jedoch: Gelingt dieser Schritt, können die eigenen Kinder von den Eltern lernen. Immer wieder.

Diesen Grundschritt nennen wir *Radikale Akzeptanz*. In Kapitel 2 wird dieser Schritt nachvollziehbar erklärt.

Diesem Grundschritt muss ein zweiter folgen und zwar ein tief verankertes Grundvertrauen in sich selbst und in das Kind.

Sie werden sich fragen: Kann ich darauf vertrauen, dass ich als deine Mutter oder dein Vater alles getan habe, was ich konnte? Habe ich dir, mein Kind, fürs Leben da draußen so viel Rüstzeug mitgeben können, dass ich dir zutraue, dass du damit dein Leben auf deine Weise meistern wirst?

Sie werden spüren: Wenn Sie nur oberflächlich vertrauen, werden Sie sich diese Frage mit „nein" beantworten. Sie werden darauf achten, was Ihr Kind gerade tut oder auch nicht tut. Ob es in Ihren Augen lügt oder unzuverlässig ist usw. Ein solches Vertrauen setzt Bedingungen voraus. In etwa so: Wenn du das tust, was ich als richtig ansehe, dann könnte ich dir vertrauen.

Aber ist das Vertrauen?

Ein tiefes Grundvertrauen ist doch bedingungsloser und umfassender. Ein solches Urvertrauen ist irgendwo tief in Ihrer Seele verankert. Um es zu spüren, müssen Sie mal ganz, ganz leise werden. Horchen Sie einmal geduldig in sich hinein. Wenn es da ist, werden Sie es spüren. Dieses Urvertrauen werden Sie auch dann spüren, wenn sich Ihr Kind gerade wieder einmal in einem emotionalen Wirbelsturm befindet, wenn es in seinem jugendlichen Chaos ums Überleben kämpft.

Sie werden dann wissen: mein Kind wird es irgendwie schaffen! Und zwar ausgerüstet mit dem, was wir ihm als Eltern mitgegeben haben. DIESES Vertrauen brauchen Sie und und DIESES Vertrauen braucht Ihr Kind.

Mama, Papa, vertraue mir als der Mensch, der ich bin und nicht als der, den du sehen willst.

Vielleicht denken Sie jetzt: *„Ja, schon; aber was ist, wenn sich meine Tochter übermorgen aus Versehen zu tief ritzt oder mit dem Auto gegen einen Baum fährt?"*

Ein solches Vertrauen stellt wieder eine Bedingung: Sie wollen eine Garantie. Kann es wirklich eine Garantie dafür geben, dass Ihrem Kind niemals etwas Schreckliches passieren wird? Nein, das kann es nicht – und auch für niemanden sonst auf der Welt.

Mit dieser Frage kommen Sie dann auch zu sich selbst. Sind Sie sich sicher, dass Ihre Tochter oder Ihr Sohn es da draußen schafft? Haben Sie ihnen wirklich genügend Rüstzeug mitgeben können?

Können Sie in sich selbst ein „JA" spüren, dann dürfen Sie darauf vertrauen! Worum es in Ihrer Sorge nämlich tatsächlich geht, ist die Frage: „War ich als Mutter oder als Vater mit meinen Möglichkeiten gut genug?" War ICH gut genug? DAS ist, was Sie zweifeln lässt. Und es ist doch ungerecht, den Zweifel am eigenen Elternsein auf das Kind abzuwälzen.

Deshalb bitte ich Sie, hören Sie auf, die Antwort auf diese Frage im Verhalten Ihres Kindes finden zu wollen.

Wenn Sie ihm Ihre ständige Besorgnis um *sein Wohl* und um seine Zukunft eintrichtern wollen, belasten Sie es doch letztlich nur mit Ihrer persönlichen Not: *Du musst dich so verhalten, dass ich ein ruhiges Gewissen haben kann. Tust du das nicht, bist du daran schuld, dass ich mich schuldig fühle.*

Unter einer solchen Verantwortungslast für das ruhige Gewissen der Eltern kann sich ein Kind nur wenig bis gar nicht in seiner Persönlichkeit entwickeln. Diese Last wiegt nämlich schwer. Ein Kind kann sie nicht abschütteln. Im Gegenteil, es fühlt Schuld und Versagen dafür, wenn es seine Eltern offensichtlich nicht zufrieden und glücklich machen kann.

Es gibt deshalb nur einen Weg, Ihre Kinder von dieser Last zu befreien: Übernehmen Sie selbst die Verantwortung dafür, wie Sie sich als Eltern fühlen!

Entlasten Sie Ihre Kinder von Ihren eigenen, persönlichen Sorgen und Nöten.

Muten Sie Ihrem Kind zu, Lösungen für seine Probleme selbst zu finden. Und unterstützen Sie es nur, wenn es das ausdrücklich wünscht.

Denken Sie nämlich daran: Immer, wenn Sie Ihrem Kind die Lösung eines seiner Probleme abnehmen, signalisieren Sie ihm damit gleichzeitig: ich traue dir das nicht zu! Und diese indirekte Botschaft prägt sich in die Seele Ihres Kindes ein. So kann Selbstvertrauen und Eigenverantwortung nicht wachsen.

Weder Krisen noch Hilfe machen Eltern schwach oder schuldig

Sie sind am Ende mit Ihrem Latein? Sie stecken fest? Die Krise scheint unauflösbar? Herzlichen Glückwunsch! Diese Krise signalisiert Ihnen: Stopp! Hier ist jetzt Schluss. So geht es nicht mehr weiter! Sackgasse!

Haben Sie das erkannt? Dann könnten Sie Ihre Krise als eine Art Übergang verstehen und nutzen, indem Sie nach neuen (Aus-)Wegen suchen. Gelingt Ihnen das, gehen Sie gemeinsam als gestärkte Familie aus der Krise hervor. Als eine Familie, die gelernt hat, dass da, wo Menschen miteinander leben, immer auch Konflikte und Probleme auftauchen werden. Und dass Sie in der Lage sind, diese gemeinsam, als Familie zu lösen. Mal mehr, mal weniger gut.

Wenn es eine Zeit gibt, in der Ihre eigene Liebe und und Ihre eigene Kraft nicht mehr ausreichen, dann brauchen Sie Unterstützung. Es gibt immer

Menschen, die bereit sind zu helfen. Sie müssen nur deutlich darum bitten. Und hören Sie damit auf, sich für Ihre erzieherischen Schwierigkeiten zu schämen!

Holen Sie sich jede Hilfe, die Ihnen guttut. Lehnen Sie jede Hilfe ab, die Ihnen grundsätzlich Ihre Kompetenzen als Eltern oder Familiensystem absprechen will.

Sich zu schämen, sich schuldig zu fühlen, verhindert, dass Sie sich Ihrer Verantwortung als Eltern stellen. Schuldig werden kann ein Mensch immer, weil er die Freiheit besitzt, zu entscheiden, wie er sein Leben gestaltet.

An dieser Stelle unterscheiden wir zwischen echter Schuld und Schuldgefühlen. Eine Frage kann Ihnen den Unterschied verdeutlichen:

Hatte oder habe ich mich bewusst dazu entschieden, dem eigenen Kind zu schaden, es zu verletzen, es zu verlassen, ihm Unrecht zu tun?

„Echte" Schuld wäre dann gegeben, wenn Sie bewusst gegen einen wichtigen Wert gehandelt haben. Das würden Sie spüren. Dann haben einen konkret benennbaren Fehler gemacht.

Diffuse Schuldgefühle hingegen sind oft innere Stimmungslagen, hinter denen sich häufig ein übersteigertes Verantwortungsgefühl, ein Versagens- oder Minderwertigkeitsgefühl verbirgt. Solche Denk- und Gefühlsmuster sind typisch in belastenden Zeiten. Ganz besonders für Mütter! Sie können über Tage, Wochen, Monate, Jahre anhalten, beziehen sich häufig auf unterschiedliche Dinge gleichzeitig, sie sind jedoch nicht konkret auf etwas gerichtet.

Wenn Ihnen letzteres bekannt vorkommt und Ihnen deutlich wird, dass Sie sich nicht durch eine konkrete Handlung schuldig gemacht haben, sondern dass Sie sich nur *immer irgendwie schuldig* fühlten, dürfen Sie sich schon jetzt erleichtert fühlen. Herzlichen Glückwunsch!

Sie haben bereits jetzt eine weitere Hürde auf dem Weg zum Eltern-Leuchtturm-Werden aus dem Weg geräumt. Ihre Handlungsfähigkeit wächst. Dieses Manual will Ihnen dabei helfen.

Falls Sie diesen Weg mit anderen gemeinsam gehen wollen, arbeiten Sie mit an einem Netzwerk, welches Ihre Bemühungen, gute Eltern zu sein, anerkennt und unterstützt. Gemeinschaft macht stark. Was Sie nicht brauchen können, sind Konkurrenzkämpfe darum, wer die bessere Familie ist. Das ist sinnlos, denn jede Familie ist einmalig.

2. Sich der Situation stellen

Vom Chaos zur Klarheit

Erkennen, was zugrunde liegt

Eltern in Seenot haben die Orientierung verloren. Emotional instabiles und stark herausforderndes Verhalten eines Kindes lässt Eltern in ihrer Hilflosigkeit häufig zu ungewollten Verstärkern dieses Verhaltens werden. Gefühlt steigen Sie in das orientierungslos auf dem Meer treibende Rettungsboot Ihres Kindes mit ein, um es dort doch noch irgendwie beschützen oder beeinflussen zu können. Machen Sie das über einen längeren Zeitraum, erleben Sie sich selbst als hilflose Passagiere, die das selbstzerstörerische Verhalten des eigenen Kindes nicht mehr aufhalten können und die dieses Verhalten durch die eigene Hilflosigkeit manchmal sogar noch ungewollt provozieren.

Bei NSSV (Nicht-suizidales-selbstverletzendes-Verhalten), bei Substanzmissbrauch (wie übermäßigem Alkohol- oder Drogenkonsum), bei intensiven und dauerhaft anhaltenden Stimmungsschwankungen und extremen Verhaltensweisen Ihrer Kinder kann jedoch oft mehr dahinterstecken als „nur pubertäres Verhalten". Es kann sich zum Beispiel um eine sich entwickelnde emotionale Instabilität handeln (Borderline-Persönlichkeitsentwicklungsstörung).

In diesem Kapitel möchte ich Ihnen ein Grundverständnis von Entstehung und Verlauf einer emotionalen Instabilität, speziell der Borderline-Problematik, vermitteln. Dabei entdecken Sie, dass das, was Sie erleben, auch andere Eltern in ähnlicher Situation erfahren. Wenn Ihnen bewusst wird, dass Sie mit Ihren Erfahrungen nicht allein sind, kann Sie das in Ihrem Selbstvertrauen stärken.

Der entscheidende Unterschied vor und nach der Lektüre wird sein, dass Sie einen neuen Handlungsspielraum entdecken, dass Sie neue Beziehungs-‚Werkzeuge' kennenlernen und das ein oder andere auch schon anwenden können. Ihre Optionen werden sich vergrößern.

Ich möchte damit Ihre Hoffnung auf einen gangbaren Weg aus Ihrem Familienchaos stärken. Sie, die Eltern, können wieder zu Experten Ihrer eigenen Familie werden. Auch und besonders dann, wenn es kriselt. Und es wird immer wieder mal kriseln! Aufgrund Ihrer neu gewonnen Kompetenz können Sie sich dann die Unterstützung holen, die Sie stimmig finden.

So wie Manuela, Mutter von Lena (18 Jahre):

„Meine Tochter Lena lebt inzwischen in einer eigenen Wohnung und ist dabei, eine Ausbildung zu absolvieren. Die Hälfte hat sie schon geschafft... ein kleines Juhu... Meine Tochter hat sich geritzt, war äußerst aggressiv und ist emotional instabil, sie hat Drogen genommen und war schwer abgängig von zu Hause. Sie hat keine offizielle Borderline-Diagnose, zeigt jedoch sehr viele Symptome, die darauf schließen lassen.

Vor fünf Jahren, es war glaube ich um Pfingsten herum, wir wohnten gerade mal ein halbes Jahr bei meinem neuen Lebensgefährten, erhielt ich nachmittags einen Anruf aus der KJP (Kinder- und Jugendpsychiatrie). Meine Tochter sei dort, es ginge ihr sehr schlecht und es wäre besser, wenn sie und ich erst mal keinen Kontakt hätten. Peng! Als zieht mir jemand den Boden unter den Füßen weg... Ohne jegliche Erklärung!

Ich fühlte mich hilflos, überfordert, hörte in dem Zusammenhang zum ersten Mal das Wort „Borderline". Ich habe erst mal gar nichts von allem verstanden. Auf der Suche nach Hilfe für meine Tochter hörte ich vom „Trialog" in Kassel. Schon nach dem ersten Telefonat fühlte ich mich verstanden und zögerte keine Sekunde, an der Achterbahn-Eltern-Schulung teilzunehmen. Das war rückblickend eine meiner besten Entscheidungen. Dort lernte ich Menschen kennen, die gleiche oder ähnliche Probleme hatten. Schritt für Schritt verstand ich, dass Vorwürfe und die Suche nach Schuldigen mich überhaupt nicht weiterbrachten.

Ich lernte in der Schulung, die Dinge von einer anderen Seite zu betrachten, eine andere Sprache zu sprechen und auch wieder mehr auf mich selbst acht zu geben. Merksätze wie „Eine gute Mutter sorgt zuerst für sich selbst" oder „Wir sind der Leuchtturm und senden unser Licht bis weit aufs Meer hinaus, so dass unsere Kinder wissen, wo sie uns finden, wenn sie Hilfe brauchen", sind auch heute noch in mir verankert.

Durch die Arbeit mit und in der Gruppe hat sich mein Blickwinkel sehr verändert. Das hat mir sehr viel Kraft gegeben für den Alltag zuhause. Und es hat mir und meiner Tochter in den letzten schwierigen Jahren sehr geholfen... auch heute noch!

Mittlerweile ist unser Verhältnis sehr gut geworden. Durch den frühen Auszug und das Loslassen haben wir wieder sehr nah zueinander gefunden. Ich habe für mich akzeptiert, dass meine Tochter ein Borderline-Syndrom hat und dass es, obwohl es momentan ganz gut läuft, auch schnell wieder anders laufen kann. Sie weiß, dass ich immer für sie da sein werde, und dass ich sie lieb hab, so, wie sie ist.

(¹entwertend = auslachen, Gefühle oder Gedanken nicht ernst nehmen, beleidigen, missachten...)

Verhaltensmuster entziffern und verändern

Im Folgenden wird es nicht um Schuld gehen, vielmehr wird es darum gehen, mögliche invalidierende (entwertende) Verhaltensmuster zu erkennen, die zur derzeit schwierigen Situation beigetragen haben und darum diese zu verändern. So kann aus einer Familie, in der die Mitglieder leiden, wieder ein emotionaler Schutzraum werden, in dem sich alle grundsätzlich sicher und geborgen fühlen. Auch dann, wenn man mal nicht mit dem Verhalten des Anderen einverstanden ist oder es nicht ganz verstehen kann. Es geht um eine Familie, in der jeder Kraft geben und jeder Kraft schöpfen kann. Denn dafür ist doch Familie da, oder?

Jeder Mensch strebt danach, mit seinen individuellen Bedürfnissen, und Begabungen in Übereinstimmung mit der Umwelt zu leben Remo H. Lago

Der Tag X ist x-mal täglich

Wenn Eltern nach Ursachen für das schwierige Verhalten ihres Kindes suchen, beginnen sie häufig nach dem Tag X zu suchen. *Was* ist damals schiefgelaufen? Warum *wir*? Warum ist *unser* Kind betroffen? Was haben *wir* falsch gemacht? Was war *der* traumatische Auslöser? Oder gab es mehrere?

Doch für die Zukunft ist nicht so entscheidend, was am Tag X passiert ist, sondern vielmehr das, was täglich x-mal geschieht.

Auffallend ist, dass in den betroffenen Familien häufig nicht sorgsam mit persönlichen Bedürfnissen umgegangen wurde und dass Gefühlen keinen genügend großen Raum bekamen. Auch nicht in Lebenssituationen, in denen sich das Kind hilflos, ausgeliefert oder verlassen empfand. Es hat nicht gelernt, dass seine Gedanken und Bedürfnisse in Ordnung sind. Dass es mit dem, was es fühlt und denkt, richtig ist.

Es erlebt vielmehr, dass es falsch ist. Ein solches Kind kann nur schwer einen eigenen inneren Kompass entwickeln, der ihm zeigt, was es braucht und was nicht. Es kann sich nicht genügend orientieren und seine eigene Persönlichkeit wachsen lassen.

Da jedoch jeder Mensch Orientierung braucht, um überleben zu können, bleibt diesem Kind nur eine Möglichkeit: Es sucht die Berechtigung für seine Existenz in den Reaktionen und Beurteilungen seines sozialen Umfeldes. Das, was ihm dann signalisiert wird, verwandelt es in sein komplettes Ich. Wenn die Mutter sagt: „Lass mich in Ruhe" – weil sie vielleicht überfordert ist, erschöpft, mit Ihren Kräften am Ende -, kommt bei dem Kind an, dass es nicht gebraucht wird, dass seine Mama es nicht liebhat, dass es ablehnt wird.

Ein Kind kann diese Äußerung nicht auf die augenblickliche Situation begrenzen. Es beginnt, jede einzelne Situation als abgespalten vom Ganzen zu erleben, weil seine kleine Seele das große Ganze emotional nicht verkraften kann. Dieses Abspalten, also nur noch von Augenblick zu Augenblick zu existieren, ist zunächst ein Überlebensmechanismus, der Menschen vor dauerhafter emotionaler Überforderung schützt.

Doch durch das dauerhafte Abspalten entwickelt das Kind unbewusst eine Abhängigkeit von der Reaktion anderer Menschen. Es entwickelt ganz feinsinnige Antennen, die sehr darauf ausrichtet. Und es kann vor allem kaum noch bei sich und bei den eigenen Bedürfnissen sein.

Es lernt Menschen nicht in ihrer Gesamtheit wahrzunehmen, mit allem, was diese ausmacht. Auch sich selbst lernt es nicht als eine Persönlichkeit anzuerkennen, die mit vielen Talenten und Eigenschaften, mit Stärken *und* Schwächen ausgestattet ist. Im Laufe der Zeit kann es nur noch durch die Einteilung in Extreme wie *„Gut oder Böse"*, in *„Richtig oder Falsch"*, in *„Alles oder Nichts"* seinen inneren Halt finden.

Dieses Denken in Extremen hilft auf der einen Seite, sich in einer Welt mit unklaren Botschaften zurechtzufinden, auf der anderen Seite schränkt es die eigene Wahrnehmung stark ein. Menschen sind nicht gut *oder* schlecht, sondern gut *und* schlecht; das gleiche gilt auch in Bezug auf sich selbst.

Dieses Denken und das damit verknüpfte Verhalten sind Überlebensstrategien des Kindes. Es ist zutiefst verunsichert, weil es sich nicht orientieren kann, weil es keinen Halt in sich und in der Beziehung zu den wichtigen Menschen findet. Es versucht, die für sich bestmögliche Balance zwischen seinem gefühlten

ICH und den herrschenden Strukturen innerhalb der Familie zu finden.

Das wird dann in der Familie oft als aggressives Verhalten erlebt, es ist aber letztendlich nur Ausdruck seiner Verunsicherung. Eine Entwicklung der eigenen Identität wird dadurch leider verhindert.

Solche Überlebensstrategien können für eine Kinderseele sehr schmerzhaft sein. Häufig wird dieser Schmerz innerhalb des familiären Zusammenlebens unterdrückt, dabei fühlt sich das Kind einsam und allein. Warum? Es fühlt sich ‚falsch'. Es hat Angst, durch die Offenlegung der Verletzungen, die es in der Familie erfahren hat, gleichzeitig die Zugehörigkeit zur Familie zu verlieren.

Es ist nämlich häufig so, dass ein Familienmitglied, welches unangenehme Zustände eines Familiensystems laut ausspricht, nicht selten dafür bestraft wird. Es wird zum Spiegel für die Unsicherheiten und das Liebesbedürfnis der Eltern, für Ihre Angst zu versagen, etwas falsch zu machen, schuldig zu werden. Deshalb passiert es nicht selten, dass solche Kinder, die das sichtbar machen, als „schwarze Schafe" oder „Sündenböcke; stigmatisiert und aus dem Familienverbund ausgeschlossen werden.

Dabei hat die Kritik der Kinder, so überzogen sie manchmal geäußert wird, doch oft einen wahren Kern! Und dieser ist es, der sämtliche Mitglieder der Familie in einen persönlichen Gewissenskonflikt stürzen könnte. Und das soll dann mit Schweigen,

Stillhalten, *So-tun-Als-ob*, So-weitermachen-wie-bisher oder eben durch Ausgrenzung verhindert werden.

Dem ‚kritischen' Familienmitglied bleibt dann nur die Wahl: mitzuspielen oder zu gehen. Ein Kind hat aber im Unterschied zum Erwachsenen keine Wahl. Es kann daran zerbrechen oder wird zumindest Wunden davon tragen. Es entwickelt in seiner Not ein Verhalten, dass entweder durch Anpassung charakterisiert ist oder durch Rebellion.

In späteren Liebesbeziehungen außerhalb der Ursprungsfamilie, rächt sich dann dieses Überlebens-Verhalten. Die Verhaltensweisen, die in der Kindheit das emotionale Überleben sichern sollten, entpuppen sich dann in der Jugend und später im Erwachsenwerden als große Lebensbarrieren.

Diese Zusammenhänge werden Sie, liebe Eltern, vielleicht auch in Ihrer eigenen Biografie wiederfinden können. Mit diesen Problemen haben viele Menschen kämpfen müssen. Manche Menschen fällt es besonders schwer, sich in unsicheren Verhältnissen immer wieder selbst zu stabilisieren. Das kann dann als eine Störung diagnostiziert werden, die einer besonderen Unterstützung bedarf.

An „Borderline" zu leiden, ist also kein Geburtsfehler! Borderline ist auch nicht das Problem eines einzelnen Menschen. Dieses Störungsbild ist auch nicht die Herausforderung für einen einzelnen Menschen. An Borderline zu leiden ist das Ergebnis jahrelanger, schwerster emotionaler Anstrengungen eines abhängigen, sich hilflos fühlenden Kindes. Dieses Kind kämpft darum, sich in seiner Welt als wertvoll zu erleben. Nur darum geht es. Und es ist so wichtig für

diese Menschen, dass dies auch gesehen und anerkannt wird.

Passiert dies nicht, verstärkt ein Kind seine Signale.
Besonders drastisch im Jugendalter. Häufig wird der
innere Überlebenskampf überhaupt erst durch die
beginnende Pubertät deutlich.

Einige dieser betroffenen Menschen finden keinen
Weg aus diesem Überlebenskampf. Manche beenden ihr Leben sogar durch Suizid. Aber sie wollten
nicht sterben. Ganz im Gegenteil. Sie liebten das Leben. Jedoch nicht so, wie es gerade verlief. Sie konnten aber nicht gegensteuern und ihrem Boot eine eigene Richtung geben. Letztlich konnten sie den Weg
zu sich selbst, ihren inneren Kompass nicht finden.
Den Tod sahen sie dann als einzigen Ausweg endlich
zur Ruhe zu kommen.

Liebe Eltern, Sie können nicht nur Ihren Kindern helfen, sondern auch sich selbst.

Was Eltern erleben

Auch wenn jede Familie in Seenot anders ist, erleben Eltern ähnliches und nehmen sich und die Situation vergleichbar wahr.

Überprüfen Sie mal bitte die folgenden Aussagen.
Gibt es einige, in denen Sie sich aktuell wiederfinden?

45

1. Sie denken, dass Sie als Eltern irgendwie schuldig sind.
2. Sie fühlen sich hilflos, ohnmächtig, allein mit Ihren Sorgen.
3. Sie fühlen sich verzweifelt, isoliert, kraftlos und erschöpft.
4. Sie fühlen eine Daueranspannung, Wut, Druck. Sie können sich nicht mehr auf Ihre Arbeit konzentrieren, weil Sie sich immer wieder in Ihrer Sorge um Ihr Kind verlieren.
5. Sie fühlen sich deprimiert.
6. Sie begegnen überwiegend Vorurteilen und gut gemeinten Ratschlägen wie: „Sie müssen Ihr Kind jetzt endlich fallen lassen", „Sie sind viel zu überverant-wortlich" „Sie lassen sich zu viel gefallen".
Oder das
   Gegenteil: „Sie mischen sich zu sehr ein", „Sie sind eine Helikopter-Mutter", „Sie können nicht loslassen".
7. Was auch immer Sie tun, Sie können es nie wirklich richtig machen.

Sie finden für Ihre innere Not nicht die richtigen Worte. Niemand versteht Sie. Längst haben Sie den wichtigsten Menschen in Ihrem Leben vergessen und zwar sich selbst! Sie haben vergessen, was Sie brauchen, was Ihnen guttut und was Ihnen nicht guttut. Sie haben vergessen, für sich einzustehen und gut für sich zu sorgen. Sie haben sich selbst in Ihren Sorgen so sehr aus den Augen verloren, dass sie nun nicht mehr die Kraft spüren, Ihrem Kind in seiner schweren Zeit eine wichtige Unterstützung zu sein.

Sie wünschen sich:

1. Anerkennung Ihrer Bemühungen, gute Eltern sein zu wollen und das Beste getan zu haben

2. Unterstützung, Entlastung, raus aus dem Chaos

3. Klarheit, Orientierung, Halt

4. Energie, Lebensfreude, Zeit, Erholung, Gemeinschaft

5. Akzeptanz, als Elternteil wirksam zu sein, gebraucht zu werden

6. Ruhe, Frieden und Gelassenheit finden, auch wenn`s chaotisch zugeht

Sie wünschen sich, auch mal Fehler machen zu dürfen, ohne verurteilt zu werden, auch mal an sich selbst zu denken, ohne ein schlechtes Gewissen zu bekommen.

Sie wissen gar nicht mehr, wie das ist, sich selbst zu spüren. Manchen Eltern kommt sogar der Gedanke: „Wenn meine Tochter oder ich doch tot wären, dann hätte ich endlich Ruhe. Ich kann nicht mehr." Das scheint dann die einzige Lösung zu sein. Sie wollen doch einfach nur, dass dieser verzweifelte Kampf endlich aufhört.

Sie sind jedoch nicht allein! In unserem Land fühlen sehr viele Eltern jetzt, in diesem Augenblick, genauso wie Sie. Jeden neuen Tag verzweifeln sie unter ihren erdrückenden Ohnmachtsgefühlen, ihrem Kind nicht helfen zu können.

Sie denken, Sie sind am Ende Ihrer Möglichkeiten:

"Ich kann nicht mehr. Ich gebe auf."

Meine Antwort:

Das tun Sie nicht! Ich weiß, dass Sie das nicht wirklich wollen.

Wie ohnmächtig Sie sich jetzt fühlen mögen, wie chaotisch es zurzeit bei Ihnen zu Hause zugehen mag: Sie können lernen, für Ihr Kind in diesem schlimmen Chaos eine gute Mutter, ein guter Vater zu sein.

Und Sie können und dürfen auch wieder Ihr eigenes Leben lieben. Selbst dann, wenn es Ihrem Kind gerade nicht gut geht. Sie können zu den wertvollen elterlichen Begleitern durch stürmische Zeiten werden.

Ihr Kind braucht Sie. Auch wenn es manchmal gar nicht danach aussieht.

Genau an dieser Stelle setzt dieses Manual an. Ich möchte versuchen, Ihnen Wege aus Ihrem Chaos aufzuzeigen. Mir ist es wichtig, dass Sie wieder die Verantwortung für Ihr Familienleben übernehmen. Am Ende hängt der Erfolg davon ab, wie sehr Sie sich darauf einlassen können, sich und Ihr Kind von Herzen wirklich verstehen und annehmen zu wollen und zu können.

Vom Wunsch, gute Eltern zu sein

Alle Eltern fragen sich irgendwann in großen Krisensituationen mit ihren Kind: Bin ich eine gute Mutter bzw. ein guter Vater?

Bei der Antwort verlieren sie sich manchmal in ihren Schuldgefühlen oder sie verschanzen sich hinter einer *„An-mir-lag-es-nicht-Haltung"*. Damit verbauen sie sich jedoch so oder so den notwendigen Blick für mögliche Lösungswege.

49

„Was brauchen Sie, um eine gute Mutter, ein guter Vater sein zu können?"

Deshalb beantworten Sie sich folgende Frage: „Was brauche ich, um eine gute Mutter oder ein guter Vater sein zu können?"

Überlegen Sie, was Sie in der Vergangenheit gebraucht hätten, als es einmal nicht so gut lief in Ihrer Familie. Dann überlegen Sie sich, was Sie aktuell brauchen. Notieren Sie sich alle Punkte auf einer Liste.

Und dann erstellen Sie eine zweite Liste mit den tatsächlichen Gegebenheiten. Wie sieht es gerade aus? Was belastet uns besonders in der aktuellen Krise? Anschließend vergleichen Sie diese beiden Listen.

Na, merken Sie was?

Waren oder sind die Voraussetzungen für Sie immer optimal gegeben? Hatten oder haben Sie schwere Zeiten überstehen müssen? Zum Beispiel eine Trennung, eine Scheidung, eine plötzliche Krankheit, Arbeitslosigkeit etc...?

Hoffentlich merken Sie spätestens jetzt, dass Sie niemals so *gut sein* konnten oder können, wie Sie es immer wollten.

Welche Erkenntnis folgt daraus? Dass es nicht um Perfektion geht. Sie sind nicht perfekt. Der andere Elternteil ist nicht perfekt. Ich kann Ihnen sogar versichern: Perfekte Eltern gibt es nicht!

Vielleicht wollen Sie, wie viele andere Eltern auch, die Ausnahme sein und eben *alles richtig* machen. Dann sollten Sie sich an dieser Stelle von diesen Illusionen verabschieden. Stehen Sie dazu, dass Sie niemals perfekte Eltern sein können.

Übrigens: Perfekte Eltern wären für Ihre Kinder sogar ein Schicksalsschlag! *Fehler* zu machen, ist nämlich Teil unseres Lebens. Kinder benötigen das Vertrauen, *Fehler* machen zu dürfen und daraus zu lernen. Sie als Eltern sind für sie darin Vorbilder. Bei Ihnen können Sie sich abschauen, wie man Fehler machen kann und trotzdem ein guter Mensch bleibt. Von wem sonst sollen Ihre Kinder das sonst lernen?

Uli, Mutter einer 18-jährigen Tochter, sieht das so:

„Ich bin meiner Tochter so dankbar dafür, dass sie ist, wie sie ist.

Vor wenigen Monaten noch dachte ich wir seien die tollste Familie der Welt. Ich hatte für jeden gerne und genügend Ratschläge parat, wie Familie „funktioniert". Heute ist mir bewusst, dass das nicht so ist. Erst durch das Verhalten meiner Tochter wurde ich gezwungen, genauer hinzuschauen, was bei uns los ist. Und auch, was mit mir los ist. Erst dadurch habe ich mich auf meinen persönlichen Weg gemacht. Heute kann ich sagen: heute ist ein schöner Tag!"

Uli und ihr Ehemann Benno berichten weiter: *„Wir sind seit 23 Jahren verheiratet, Eltern von zwei Töchtern. Unsere jüngere Tochter Julia hat sich im Alter von 11 Jahren begonnen zu ritzen. Anfangs waren Auslöser dafür Jungen, die ihre Zuneigung nicht erwiderten. Wir haben das zunächst nicht wirklich ernst genommen. Jedoch wurde es im Laufe der Zeit schlimmer. Der Höhepunkt war Julias Suizidversuch mit 14 Jahren. Es folgten zwei Klinikaufenthalte in der KJP (Kinder- u. Jugendpsychiatrie). Diagnose: Schwere depressive Episode mit selbst verletzendem Verhalten.*

Julia ist heute 18 Jahre alt, und sie lebt seit fast zwei Jahren in einer anderen Stadt. Dort macht sie eine Ausbildung. Seit zwei Jahren ritzt sie sich nicht mehr. Es geht ihr gut. Uli ergänzt: In der Angehörigen-Schulungsgruppe lernte ich, als Mutter wieder Verantwortung für mein Leben zu übernehmen.

Die größte Aufgabe für mich war es, mich von Julia zu lösen. Zu kapieren, dass ich sie nicht ändern kann. Eines ist geblieben – die Angst. Mein Mann und ich sind immer auf der Hut. Aber wir sind durchaus in der Lage zu erkennen, was wir ändern können und was nicht."

Was immer Sie als Eltern auch tun, es ist das Beste, was Ihnen gerade zur Verfügung steht.

Miteinander Wege suchen, statt einseitige Problemzuschreibung

Kind sein: Es ist darauf angewiesen, von Geburt an den Bezugspersonen zu vertrauen. Ihnen ist es ausgeliefert. **Die Auswirkungen, die das Verhalten der Bezugspersonen auf ihr Kind haben, beeinflussen sein Verhalten, die Weise wie es denkt, fühlt und handelt - ein Leben lang.**

Eine Familie ist ein System. Ein Verhalten eines Familienmitgliedes kann sich nur dann auf eine bestimmte Art ausprägen, wenn die anderen – bewusst oder unbewusst – ihren Teil mit dazu beitragen. Dominantes Verhalten eines Mitglieds ist nur möglich, wenn die übrigen Familienmitglieder sich dieser Dominanz unterwerfen. **Kinder können nur dann in einer Familie das Steuer übernehmen, wenn die Eltern das zulassen.**

Das Zusammenspiel der einzelnen Familienmitglieder hängt über lange Zeit überwiegend von den Erwachsenen ab. Sie geben vor, in welchem Ton miteinander gesprochen wird, wie die häusliche Atmosphäre ist, wer welche Funktionen hat.

Die Prozesse in einem Familiensystem haben drei charakteristische Merkmale. Sie sind:

- symptomschaffend
- symptomerhaltend
- symptomheilend

In den meisten Familien existieren diese drei Aspekte parallel. In der Regel überwiegt einer zu einem bestimmten Zeitpunkt.

Dieses Manual soll Sie darin unterstützen, die jeweiligen Prozesse zu erkennen und wo nötig, neu auszurichten.

Wenn Sie unbefriedigende Verhaltensmuster innerhalb Ihrer Familie ändern wollen, achten Sie darauf, wie Sie miteinander umgehen. Sie sollten als Eltern der Versuchung widerstehen, Ihr Kind als *DAS Problem* anzusehen. Wie ich schon sagte: Alle Familienmitglieder sind Teil des Problems. Wenn Sie Ihr Kind zum einzigen Problem machen, verpassen Sie Ihre entscheidende Chance, die Notruf-Signale zu erkennen, die es mit seinem Verhalten aussendet:

„Hallo, HIER geht es SO nicht mehr weiter! Ich bin total hilflos. Lasst uns nach Antworten suchen."

Viele Unterstützungsangebote für Familien in Not beziehen sich leider nicht auf die Familie als System. Stattdessen werden oft Einzeltherapien oder Einzel-Beratungen angeboten. Das ist aber nach aktuellem Wissensstand nicht ausreichend, insbesondere dann nicht, wenn es ein Kind ist, das in Not ist. (Ausnahme: Täter in der Familie!)

Dennoch zählt die Einzeltherapie immer noch zur gängigen Praxis. Kosten, Personalmangel, rechtliche Fragen... Es gibt viele Gründe dafür. Die Folgen sind aber beachtlich: Das Kind mit oft sehr extremen Verhaltensweisen, das auf diese Weise der *Symptomträger* einer Familie ist, wird jedoch zum Sündenbock gemacht. Nur von ihm wird verlangt, dass es sich ändert.

Das ist traurig, ungerecht und oft reine Verantwortungsabgabe der Erwachsenen (den Mitverantwortlichen) an das Kind.

Eine entscheidende Hilfe ist es jedoch, den familiären Beziehungen eine neue Qualität des Miteinander anzubieten. Den Mitgliedern andere, machbare Beziehungen aufzuzeigen.

Familienmitglieder sind oft die einflussreichsten Verbündeten, die wir finden können. Deshalb ist es so wichtig, sie in die Lösungsfindung mit einzubeziehen. Das genügt häufig schon, um gewünschte Verhaltensänderungen in Bewegung zu bringen. Wird dies jedoch außer Acht gelassen, führt das oftmals dazu, dass sich die Familienmitglieder noch weiter voneinander distanzieren, weil sie gegenseitig ihr jeweiliges Verhalten nicht verstehen können. Sie wissen auch nicht, wie sie anders handeln können, weil es ihnen niemand zeigt. Dies bietet einen weiteren Nährboden für Spannungen und Entfremdungsgefühle bei allen Beteiligten.

Von diesen inneren Wirkkräften in den Familien, bin ich zutiefst überzeugt. Familien sind selbst die Experten ihres eigenen Systems. Besonders in Krisenzeiten. Manchmal brauchen sie Unterstützung von außen. Diese sollte sowohl zeitlich als auch in den Interaktionen (Wissen zur Verfügung stellen und Angebote machen) begrenzt und immer auch von den Familien gewollt sein.

Ich setze also voraus, dass Sie diesen Praxis-Ratgeber freiwillig in Ihren Händen halten und lade Sie ein, gemeinsam mit mir darin weiter voranzuschreiten. Eine

Einladung kann nur dann eine Einladung sein, wenn das Gegenüber die Wahl hat, Ja oder Nein zu sagen.

Unsere Reise in die emotionale Landschaft Ihres Kindes ist in etwa vergleichbar mit dem Betreten seines Zimmers. Oft das reine Chaos! Es ist schier unmöglich, da einfach so durch zu spazieren. Man würde sich vermutlich die Beine brechen, wenn man nicht achtsam einen Fuß vor den anderen setzt.

Wir betreten ja nicht wirklich dieses Zimmer, jedoch hilft Ihnen dieses Bild vielleicht dabei, sich mit der notwendigen Achtsamkeit, einer Art respektvoller Neugier, dem inneren Seelenleben Ihres Kindes anzunähern, mit der Absicht, es besser kennen zu lernen. Schritt für Schritt werden Sie begreifen, warum Ihr Sohn oder Ihre Tochter etwas tut oder eben nicht tut.

Folgende Grundeinstellungen werden Ihnen helfen, aus Ihrer emotionalen Familien-Krise herauszufinden:

- **Respektvolle Neugier**

Respektvolle Neugier ist die Dauer-Eintrittskarte zur Seele Ihres Kindes. Begegnen Sie Ihrem Kind wahrhaftig und mit Ihrem Herzen, wenn Sie aufrichtigen Kontakt mit ihm wünschen. Bitte achten Sie in der Begegnung immer auf eine liebevolle, zumindest respektvolle Haltung Ihrem Kind gegenüber – auch wenn Ihnen das manchmal verdammt schwerfällt. Ohne diesen tief empfundenen Respekt bleibt Ihnen die Tür zur Seele Ihres Kindes fest verschlossen.

Gelingt es Ihnen, die Haltung einer respektvollen Neugier zu entwickeln, haben Sie bereits einen weiteren Schritt geschafft. Konnte Ihr Kind Ihnen eine Zeit lang nicht vertrauen, egal warum, wird es Sie nun vielleicht testen wollen. Es muss zunächst überprüfen, ob Ihre neue Haltung ‚belastbar' ist. Das ist wichtig für Ihr Kind, damit es Vertrauen zu Ihnen aufbauen kann Und wenn Sie ganz besonders achtsam sind, werden Sie vielleicht schon bald dazu eingeladen, das ein oder andere Bewegende mit Ihrem Kind zu teilen. Das ist der Weg.

Wenn Ihr Kind das Gefühl hat, dass es Ihnen wirklich vertrauen kann, egal was es tut, wird es Sie dazu einladen, an seinem Innenleben teilzuhaben. Immer in dem Maße, wie es ihm gerade möglich ist. Es ist Ihrem Kind nämlich sehr wichtig, von Ihnen *gesehen, gehört, berührt und verstanden zu werden. Immer!*

- **Radikale Akzeptanz**

Die Haltung einer radikalen Akzeptanz fällt häufig besonders schwer. Sie ist jedoch sehr hilfreich, wenn Sie eine Situation in dem Moment nicht verändern können bzw. ein akutes Problem nicht zu lösen ist. Radikale Akzeptanz heißt, diese Situation, dieses Problem so anzunehmen, wie sie ist - ohne Wenn und Aber! Und Sie werden spüren, ob diese Akzeptanz wirklich radikal ist. Wenn Sie insgeheim noch hoffen, es könnte doch sehr bald alles wieder anders, wieder gut sein, dann ist Ihre Akzeptanz noch nicht radikal genug.

Das heißt nicht, den Kopf in den Sand zu stecken und nichts mehr davon sehen und hören zu wollen. Es bedeutet lediglich, *anders* damit umzugehen, und sich dadurch neue Handlungsräume zu verschaffen. Denn nichts bereitet Eltern größeren Stress, als hilflos dazustehen und nichts tun zu können.

Verantwortung klären

Übernehmen Sie Verantwortung dort, wo Sie sie haben und geben Sie sie dort ab, wo Sie sie nicht haben. Verantwortung können Sie nur dort übernehmen, wo Sie tatsächlich etwas bewirken können. Doch nicht überall, wo Sie etwas bewirken können, sollten Sie das auch tun. Wenn Sie zukünftig darauf achten, werden Sie zu unterscheiden lernen, wann es Sinn macht, Verantwortung zu übernehmen und wann nicht. Ihr Kind wird es Ihnen signalisieren.

Dazu Sonjas Erfahrungen, Mutter einer 24-jährigen Tochter:

„Bei meiner Tochter Kerstin wurde das Borderline-Syndrom in Verbindung mit einer Anorexie und Bulimie (Magersucht und Ess-/Brechsucht) festgestellt.

Vor vier Jahren wog sie nur noch 34 kg und sie wäre fast an den Folgen ihrer schweren Essstörung gestorben. Heute hat sie Normalgewicht und ritzt sich nicht mehr. Seit ein paar Jahren lebt und arbeitet sie nach abgeschlossener Ausbildung in der Schweiz.

Kerstin hat eine Diagnose, und ich habe keine Ahnung, was das ist und vor allem wie ich damit umgehen soll. Eine Borderline-Schulung, vermittelt über den Trialog in Kassel, war ein erster, wirklich hilfreicher Einstieg für mich, der mir half, Verständnis für diese Erkrankung zu bekommen.

Nach dem Ende der Schulung haben sich sieben ehemalige Teilnehmer für weitere Treffen entschlossen. Bis heute finden diese regelmäßigen Zusammenkünfte statt. Unsere „Leuchtturmgruppe" ist zum festen Bestandteil in meinem Leben geworden. Diese Menschen sind inzwischen meine zweite Familie. Die Angst und die Erinnerung an die „schlimmen Zeiten" mit meiner Tochter sitzen mir immer noch im Nacken. Jede kleinste Verschlechterung erschreckt mich erst einmal wieder. Es braucht dann eine gewisse Erdung, die ich in der Gruppe finde, um nicht gleich wieder in Panik zu verfallen.

Anfangs war das neue Umgehen mit meiner Tochter für mich harte Arbeit. Ich musste lernen. Also, Ärmel hochkrempeln, Schuldgefühle über Bord werfen, eine neue Art der Kommunikation lernen usw… Meine Tochter half mir dabei mit Bemerkungen wie: „Mama, mach meine Sorgen nicht zu deinen Sorgen". Was so viel bedeutete wie: „Kümmere dich um dich und sieh zu, dass du selbst emotional stabil wirst. Erst dann habe ich wirklich etwas von dir".

Oder sie sagte:

"Es ist mein Leben. Ich werde nicht nach deinen Vorstellungen leben." Inzwischen habe ich gelernt, ihre Unsicherheit, ihre Angst herauszuhören, nicht geliebt zu werden, wenn sie nicht so funktioniert, wie ich es erwarte. Das erforderte von mir ein hohes Maß an Selbstdisziplin.

Ständig habe ich den Wunsch, helfen zu wollen. Doch ich musste lernen, dass wirkliche Hilfe nicht in gut gemeinten Ratschlägen besteht, sondern manchmal einfach nur darin zu akzeptieren, dass es gerade so ist, wie es ist… Dass es reicht, für meine Tochter einfach nur da zu sein, sie nicht zu bewerten und vor allem sie zu lieben. Zu keiner Zeit darf ich vergessen, dass meine Tochter die Hauptlast dieser Krankheit allein tragen muss… Inzwischen skypen wir regelmäßig. Das macht mich stolz, weil sie von mir fordert, was ich als das Wichtigste empfinde: Zeit zum Zuhören und Liebe. Ich bin dankbar für die Hilfe, die mir geschenkt wurde und dafür, Teil dieser Gemeinschaft zu sein. Hier findet echtes Verständnis und echter Austausch statt. Das Wissen, wir können trotz allem Spaß haben, ist für mich beruhigend und bringt mir Erleichterung."

Emotionale Instabilität und Borderline

Entstehung und Symptome emotionaler Instabilität

Die Kernfrage eines Menschen mit einer emotionalen Instabilität lautet:

Wer bin ich?

Das anhaltende Gefühl, nicht zu wissen, wer man wirklich ist, macht Betroffene im Laufe der Zeit zu unsicheren Menschen. Findet z.B. ein Kind in seinem sozialen Umfeld nicht genügend Halt, ist niemand da, der ihm ausreichend spiegelt, dass es ein wertvoller, liebenswerter Mensch ist, entwickelt es typische Symptome, um seine innere Zerrissenheit auszuhalten und zu ertragen.

Heute wissen wir, dass bereits entwertendes oder zumindest nicht wertschätzendes Verhalten eines Elternteils genügt, um die seelische Entwicklung eines Kindes aus der Bahn werfen zu können. Auch wird der Zusammenhang zwischen Stress, seelisch belasteten Eltern und dem Auftreten von stark emotionalen Problemen bei Kindern bereits seit vielen Jahren diskutiert.

Zusammenfassend kann man sagen, dass alles, was eine Kinderseele nur schwer zu tragen vermag, eine emotional instabile Persönlichkeitsentwicklung fördern kann.

Ein unsicheres Kind entwickelt ein komplexes Muster aus Gedanken, Gefühlen und Handlungen, das darauf ausgerichtet ist, die eigenen Ängste zu vermindern. Denn ein Kind will, ja es muss mit sich und den Familienmitgliedern zurechtkommen. Es will und es muss *dazugehören,* um sein eigenes Ich auszubilden und zu stärken. Ohne Zugehörigkeit fühlt es sich abgespalten, nicht geliebt, wertlos, allein, isoliert. Ein Niemand.

Dauerhaft gefühlte Wertlosigkeit ist gefährlich, weil sie den inneren Selbstwert bedroht und damit den Wunsch, gern in dieser Welt zu sein. Wer sich hingegen wie ein Niemand fühlt, findet im Extrem dann keinen Grund mehr, überhaupt noch irgendetwas zu tun oder weiter leben zu wollen. Denn wofür?

Deshalb wird ein Kind mit allen Mitteln, die ihm zur Verfügung stehen, versuchen zu zeigen, dass es ein wertvoller Mensch ist. Und wenn es ihm nicht möglich ist, diesen Wert dafür zugesprochen zu bekommen, wie es ist, ist es sogar bereit, sein SELBST zu verleugnen. Der englische Psychoanalytiker Donald W. Winnicott nannte das ein „falsches Selbst", das ein Kind entwickelt, um dann den Wünschen und Anforderungen der Eltern zu entsprechen, von ihnen angenommen und geliebt zu werden.

Das Kind beginnt, sich an die Wünsche und Bedürfnisse der Eltern anzupassen. Es entwickelt immer sensiblere Antennen für das, was die Eltern von ihm erwarten. Später beginnt es, Rollen zu spielen, die dann als seine Persönlichkeit identifiziert werden.

In der Fachsprache sagt man: Es kooperiert mit sein Umfeld. Das heißt, es verhält sich so, wie das z.B. vom Vater oder von der Mutter gern gesehen wird.

Oder aber, es kooperiert spiegelverkehrt. Das heißt, es verhält sich dann konträr zu den Erwartungen der Erwachsenen. Manchmal ist es auch so, dass sich ein Kind lange Zeit sehr angepasst hat und im Zuge der Pubertät dann aggressiv und rebellisch wird. Dann sind Eltern oft besonders erstaunt, weil sie dachten, ihr Kind sei vorher völlig ‚normal' gewesen. Dabei hat es sich mit dem Einsatz ungeheurer Energien jahrelang an die Erwartungen der Eltern angepasst und seine eigenen Impulse unterdrückt.

Das Umfeld reagiert auf diese Rollen, auf das „falsche Selbst". Aber das „wahre" SELBST des Kindes, sein innerer Kern, bleibt unsichtbar. Dieser wird von ihm sehr stark geschützt, versteckt, um weitere emotionale Verletzungen zu vermeiden.

Eine fatale Entwicklung nimmt ihren Lauf. Das Kind versucht sich zu retten, jedoch verhindern genau diese Rettungsstrategien seine emotionale Reifung. Das alles passiert unbewusst in seiner Psyche.

Gefühle, Emotionen, Denken und Handeln sind in allen Menschen miteinander verbunden. Ein Teufelskreis. So wird auf Dauer ein gewünschtes, angemessenes Verhalten nur schwer möglich sein.

Im Kontext des familiären Umfeldes können die unbewusst erlernten Überlebensmechanismen des Kindes durchaus gut funktionieren. Denn die Mitglieder einer Familie entwickeln sich über die Jahre hinweg zu einem eingespielten Team, das sich gegenseitig stärkt und Halt gibt oder eben seine Mitglieder verunsichert, schwächt und abwertet. Beides ist möglich.

Vor diesem Hintergrund kann man sogar sagen, dass es für ein emotional haltloses Kind eine Rettung sein kann, wenn es als besonders anstrengend, temperamentvoll oder als besonders ehrgeizig angesehen wird. Dann bestünde nämlich die Chance, dass die Erwachsenen genauer hinschauen und verstehen wollen, was denn dieses anstrengende Kind mit seinem Verhalten zum Ausdruck bringen will. Dann kann Rettung möglich werden.

Problematischer kann es sein, wenn ein Kind *besonders* unauffällig, lieb oder brav wirkt. Das wird von uns Erwachsenen im Allgemeinen als angenehm empfunden und als „normal". Ein solches Kind scheint allseits beliebt, ist gern gesehen, weil es nur wenig bis gar nicht stört und keine Schwierigkeiten macht. Ein solches Kind läuft im Familienleben oft nebenher.

Hier lohnt sich jedoch ein genaueres Hinschauen und zwar dahingehend, ob das Kind noch authentisch ist oder ob es sich vielleicht innerlich schon aufgegeben hat.

Vielleicht passt es sich sehr stark an das gewünschte Verhalten der Erwachsenen an, um ja nur dazu zu gehören.

Dafür zahlt jedoch ein Kind einen hohen Preis: Seine Selbstaufgabe. Seine seelische Verkümmerung wird oft erst viel später zum Ausdruck kommen; oft zu Beginn der Pubertät oder später – und dies zum größten Erstaunen mancher Eltern. *Sie war doch immer so ein liebes, braves Mädchen. Er hat uns nie Sorgen gemacht...*

Natürlich gibt es auch Kinder, die selbst in schwierigen Familiensystemen ohne größere emotionale Schwierigkeiten durchs Leben kommen. Doch das ist die Minderheit. Diese Kinder scheinen von Geburt an emotional recht stabile und robuste Menschen zu sein, deren Kinderseele so schnell nichts erschüttern kann.

Schon eine „normale Pubertät" kann Eltern an den Rand des gefühlten Wahnsinns treiben. Leider fehlt es da vielen Eltern an Gelassenheit, wenn es kritisch wird. Sie versuchen dann mit einer Art Turbo-Erziehung Versäumtes nachzuholen. Das funktioniert aber nicht! Also lassen Sie das.

Eltern, die sich dafür öffnen, wie sich ein Jugendlicher in seiner Umbruchzeit - vom Kindsein zum Erwachsenwerden - fühlt, entwickeln Geduld und Respekt vor dieser schweren Entwicklungsaufgabe. Stellen Sie sich darauf ein, dass das bei Ihrem Kind einige Jahre dauern kann.

Vielleicht ist es auch sehr hilfreich, sich mal an die eigene Nase zu fassen und sich an die eigene Jugend und das eigene Heranwachsen zu erinnern?

In dieser Situation bietet sich nun die Gelegenheit, als Eltern eine neue oder auch andere Beziehungsebene zu den Kindern aufzubauen. Die *Erziehungs*zeit ist nun vorbei. Ihr Kind wird langsam erwachsen. Ab jetzt zählt nur noch die Qualität Ihrer Beziehung! Sehen Sie das als eine neue Herausforderung.

Bei einem emotional instabilen Jugendlichen zeigt sich die andauernde und tiefgreifende Unsicherheit hinsichtlich seiner eigenen Identität an drei grundsätzlichen Aspekten: an seiner Art wie es denkt, fühlt und handelt. Typische Zeichen von Unsicherheit eines emotional instabilen Menschen können sein, dass …

… es ihnen schwerfällt, Entscheidungen zu treffen.

… sie nicht wissen, was sie wollen.

… sie sich fragen: Wer bin ich?

… sie sich als hässlich empfinden.

… sie nicht wissen, ob sie Frauen oder Männer lieben.

… sie nicht wissen, ob sie ein Mann oder eine Frau sind.

… sie ihre Erfahrungen und was sie gelernt haben, nicht konkret benennen können.

... sie nicht wirklich wissen, was sie brauchen und was nicht.

... sie nicht „Nein" sagen können und sich kaum nach Außen abgrenzen können.

... es ihnen schwer fällt, die Grenzen anderer zu res pektieren.

... sie es ablehnen, für das eigene Handeln Verant wortung zu übernehmen.

... sie kein Vertrauen aufbauen können.

Aus diesen Unsicherheiten heraus können sich typische Abwehrmechanismen ergeben, um wieder Sicherheit zu gewinnen, wie zum Beispiel:

- Abspaltung/Spaltung

- Kontrolle

- Zweifel

- Misstrauen

- Doppelbotschaften

- Dramatik (Weltuntergangsstimmung)

- Schwarzmalerei

- (erlernte) Hilflosigkeit

- sehr ausgeprägte Hilfs- und Aufopferungsbereit schaft

- sich zum Mittelpunkt machen wollen (dazu gehö
  ren wollen)
- regulieren unangenehmer Gefühle durch Substanzmissbrauch (Alkohol-, Zigaretten-, Drogenkon
  sum)

- NSSV (Nicht suizidales selbst verletzendes Verhal-
  ten/sich wieder spüren,
  sich bestrafen, Ablenkung von Suizidgedanken)

- Essstörungen (Kontrolle behalten)
- Risikoverhalten (den Kick erleben)

Der diagnostische Blick: Fluch und Segen

Eine „Borderline-Persönlichkeitsentwicklungsstörung" ist eine der bekanntesten Diagnosen bei emotionaler Instabilität. Das Wissen um mögliche Ursachen und über die Palette an teilweise extremen
Verhaltensweisen kann zunächst einen Umgang mit
Betroffenen sehr erleichtern und enorm entlasten.

Wichtig ist jedoch, dass Sie nicht beginnen, Ihr Kind
fortan durch eine Diagnosebrille zu betrachten.
Also, dass Sie jedes unangenehme oder unangemes-
sene Verhalten auf *seine Borderline-Problematik*
schieben und diesen Menschen nun als „krank" ab-
stempeln.

Eine Diagnose kann Antworten auf Verhaltensweisen geben, die sonst nicht leicht zu verstehen sind.

Immer jedoch beschreibt sie *momentane* Schwierigkeiten eines Menschen. Eine psychische Diagnose
leitet sich aus Verhaltensweisen ab, die nicht in der
Norm unserer jeweiligen Gesellschaftsstruktur liegen. Sie fokussiert sich auf, etwas, das im Rahmen
dieser von der Gesellschaft festgelegten Norm nicht
funktioniert. Das wird dann als Störung oder als
Krankheit bezeichnet.

Eine solche Herangehensweise finde ich grundsätzlich beschämend und nicht mehr zeitgemäß. Heute
wissen wir doch, dass jedes Verhalten darauf ange-
legt ist, ein oder mehrere Bedürfnisse zu erfüllen;
ob wir das nun verstehen oder nicht, ob es uns gefällt oder nicht. Deshalb ist es IMMER sinnvoll und
notwendig, zunächst verstehen zu wollen, welche
Bedürfnisse sich ein Mensch mit seinem Verhalten
zu erfüllen versucht, bevor wir ihn mit unseren vor-
schnellen Interpretationen einordnen und verurteilen.

Solange Sie also nur auf das Verhalten Ihres Kindes
schauen und dieses im Rahmen ihrer (persönlichen)
Norm beurteilen und verurteilen, verpassen Sie die
große Chance, Ihrem Kind dabei behilflich zu sein,
neue Handlungsstrategien zur Erfüllung seiner Bedürfnisse zu finden.

Der Schrei verzweifelter Eltern nach therapeutischer
Hilfe für ihr anstrengendes Kind ist verständlich,
sollte jedoch nicht der erste oder einzige Lösungs-
weg sein.

Ihr Kind ist viel mehr als

(s) eine Diagnose!

An dieser Stelle möchte ich betonen, dass das, was eine „Borderline-Persönlichkeitsstörung" oder eine „emotionale Instabilität" genannt wird, im Grunde zutiefst verzweifeltes und menschliches Verhalten beschreibt, welches sich meist im Laufe der frühen Kindheit zu entwickeln beginnt. Es kann Sie entlasten, wenn Sie darum wissen, dass dazu vermutlich bereits von Geburt an Faktoren gegeben waren, die die Entstehung und den Verlauf begünstigten.

Borderline-Persönlichkeitsstörung: Entstehung und Symptome

Es gibt nicht DIE eine Ursache für eine Borderline-Struktur. Auch nicht DIE eine Symptomatik. Es gibt schwere und leichte Verläufe, sowohl in der Ausprägung, als auch im zeitlichen Verlauf.

Intensive Gefühlsschwankungen und andauernde Verletzungen und Verunsicherungen des Selbstwerts können, müssen aber nicht mit Selbsthass, chronischen Selbstverletzungen, Drogeneinnahme und Essstörungen einhergehen. Den meisten Betroffenen bereitet es große Schwierigkeiten, stabile Beziehungen zu leben und allein sein zu können. Manche

70

Menschen finden keinen Ausweg. Sie beenden sogar ihr Leben.

Die Verläufe sind von vielen Faktoren abhängig. Dennoch ist die größte Hilfe, die Sie als Eltern leisten können, zunächst die, verstehen zu lernen, was in ihrem Kind vorgeht und dann auch Ihre eigenen Anteile in diesem Entwicklungsverlauf zu finden und dafür die Verantwortung zu übernehmen. Das ist dann Ihr entscheidender Anteil an einer tragenden Verbindung zu Ihrem Kind.

Marsha Linehan, die die spezielle Dialektisch behaviorale Therapie für Borderline-Patienten entwickelte (DBT), geht in ihrem Konzept der **biosozialen Entstehungstheorie** davon aus, dass Verhaltensschwierigkeiten durch emotionale Fehlregelungen verursacht werden.

Entsprechend hatte aus ihrer Sicht das Kind von Geburt an Schwierigkeiten, mit seinen Gefühlen zurecht zu kommen. Seine angeborene (vererbte) Empfindlichkeit zeichnet sich durch starke Gefühlsausbrüche aus und eine langsame Beruhigung der Gefühlslage. Ablehnende und abwertende Äußerungen des Umfeldes werden zu ungewollten Verstärkern dieser emotionalen Verletzbarkeit. Das Kind agiert z.B. fordernd, ‚aggressiv' durch Schreien und Schlagen, die Bezugspersonen reagieren darauf ungehalten, zornig, wütend, mit ‚Sanktionen': ein Teufelskreis beginnt zwischen dem Verhalten des Kindes und den Reaktionen seines sozialen Umfeldes.

Dazu passt die Beobachtung, dass emotional instabile Menschen extrem schnell und leicht ‚austeilen' können, jedoch nur schwer ‚einstecken'. Dafür gibt es Gründe.

In der biosozialen Theorie wird angenommen, dass die Verhaltensschwierigkeiten entstehen, wenn ein Kind mit Schwierigkeiten in der Emotionsregulation in einem *invalidierenden* Umfeld aufwächst. Invalidierend bedeutet, dass dem Kind überwiegend vermittelt wird, sein Verhalten sei unsinnig, dumm, falsch: *"Stell dich nicht so an!", „Sei nicht immer so schnell beleidigt, wütend!", „Du hast dich wieder unmöglich benommen. Ohne Grund bist du ausgerastet!"*. So lernt ein Kind, dass die Bedürfnisse, die sein Verhalten steuern, falsch sind. Es lernt auch kein angemessenes Verhalten, mit dem es sich selbst wieder beruhigen könnte. Was es lernt und was sich in seiner Seele verankert, sind die Vorwürfe und die damit verknüpften Gefühle: ***ICH BIN FALSCH!***

Das Entstehen und die Aufrechterhaltung einer Borderline-Problematik lassen sich grundsätzlich auf zwei Faktoren zurückführen:

1. Eine besondere emotionale Sensibilität

(Empfindlichkeit im Gefühlsbereich)

- dies entspricht dem biologischen Faktor.

2. Sehr belastende, oft abwertende oder traumatisierende Einflüsse durch das soziale Umfeld

- dies entspricht dem sozialen Faktor.

Das Zusammenwirken dieser beiden Faktoren führt zur Anfälligkeit für Störungen der Emotionsregelung.

Meist gehen die intensiven Gefühlsschwankungen und die schweren Störungen des Selbstwerts einher mit Selbsthass und chronischen (lang andauernd) Selbstverletzungen. Jedoch nicht alle emotional instabilen Jugendlichen verletzen sich selbst! Und nicht alle Jugendlichen, die sich selbst verletzen, leiden an einer Borderline-Persönlichkeits-Entwicklungsstörung!

Betroffene Jugendliche erzählen oft von ihren Bedürfnissen, von ihren Eltern gesehen zu werden, mehr Bestätigung zu bekommen. Sie können die elterliche Bereitschaft dazu nicht oder nur unzureichend wahrnehmen. Gefühlt war es nie genug.

Eltern von Kindern mit einer diagnostizierten Borderlinestörung berichten, dass ihre Kinder bereits im Kindesalter eine hohe Empfindlichkeit aufwiesen.Es zeigt sich in den Beschreibungen auch häufig eine Diskrepanz zwischen dem, was die Kinder selbst als emotionale Vernachlässigung erlebt haben und wie die Eltern selbst ihre Fürsorge empfanden. Solche Erfahrungsmuster wiederholen sich später oft auch in der Freundesgruppe oder mit Mitschülern.

Dabei sollte bedacht werden, dass Eltern in der Tat oft gut „funktionieren" und ihre Kinder gut „versorgen", die Kinder aber vor allem ein Bedürfnis nach Wärme, Vertrauen, Zuspruch und Verständnis hatten.

Es geht also um die subjektive Differenz zwischen der Erwartungshaltung des Kindes und dem jeweiligen Erfüllungsgrad an emotionaler Unterstützung seitens der Eltern oder Freunde. Einfach ausgedrückt:

Betroffene Kinder haben ein extrem stark ausgeprägtes Bedürfnis nach emotionalem Austausch. Ein durchschnittliches Maß wird von ihnen häufig als ungenügend und abwertend empfunden.

Till, 21 Jahre:

„Ich sah mich in meiner Kindheit in meiner emotionalen Empfindlichkeit nicht angenommen und nicht wertgeschätzt (...) Ich hatte das Glück, neben meiner Familie Gleichaltrige zu finden, die mich sogar ohne Worte verstanden. Wenn zuhause nichts mehr ging, fand ich manchmal in der Familie eines Freundes eine Weile Halt. Das hat mich, glaube ich, gerettet."

Die Aussage macht deutlich, dass soziale Beziehungen sowohl stärkend als auch schwächend wirken können.

Eine weitere wichtige Rolle für die Entstehung und Aufrechterhaltung der Borderline-Störung spielen eben auch die jeweiligen Verhaltensmuster, die die betroffenen Kinder selbst einsetzen.

Beispiel:

Eine Mutter ist besorgt, weil sie die zunehmende Gleichgültigkeit ihrer 15-jährigen Tochter beobachtet. Seit einigen Wochen, immer montagmorgens, kommt die Tochter nicht mehr allein aus dem Bett und geht dann nicht mehr zur Schule. Das kann sich manchmal bis zur Wochenmitte hinziehen. Die Mutter konfrontiert ihre Tochter mit ihrer Besorgnis. Die Tochter antwortet: „Ich bin müde! Lass die Gardinen zu! Lass mich in Ruhe! Mann, ich kiffe doch nur! Ich hab' das im Griff. Andere nehmen noch viel mehr. Außerdem ist dir das doch lieber als wenn ich mich ritze, oder Mama?"

Hier befindet sich die Mutter in einer emotionalen Zwickmühle. Sie will für ihrer Tochter helfen, weiß jedoch nicht wie. Macht sie weiter Druck, macht die Tochter vielleicht ihre Drohung wahr.

Um die Situation nicht noch zu verschlimmern, entschließt sie sich, nichts mehr zu sagen. Das Schweigen der Mutter wird von der Tochter wiederum alsBestätigung ihres Eindrucks empfunden: *"Aha, ich bin meiner Mutter vollkommen egal!"*

Fällt Ihnen an dieser Stelle etwas auf? Im Sinne dieser Tochter konnte es die Mutter *nicht richtig* machen. Welche Erkenntnis folgt daraus?

3. Orientierung durch Haltung

Vom Elternsein

Elterliche Führungsaufgabe

Führung ist gedacht als Bereitstellung eines Orientierungsrahmens, innerhalb dessen sich ein Kind selbstbestimmt und frei entfalten kann. Die Angst davor, dass sich ein Kind bei konsequentem Verhalten von den Eltern abwenden könnte, bringt die elterliche Klarheit oftmals ins Wanken. So, wie bei der Mutter aus dem vorangegangenen Beispiel: *„Ich würde meine Tochter am liebsten in die Klinik einweisen lassen, aber ich habe Angst, dass sie mir das nie verzeihen wird und dann nie mehr wieder nach Hause kommt."*

Diese Mutter hat Angst vor der Eigenmächtigkeit ihrer Tochter entwickelt. Mit dieser Befürchtung bleibt sie emotional erpressbar und handlungsunfähig. Die Führung im Chaos hat die Tochter übernommen. Am Ende leiden darunter alle.

Kinder sind ab ihrer Geburt für eine Weile vollkommen schutzlos. Sie sind abhängig vom Wohlwollen ihrer Eltern und davon, dass diese lernen, die Bedürfnisse ihrer Kinder zu erkennen und sie bedingungslos zu lieben. Wenn Kinder heranwachsen, werden sich immer selbständiger, unabhängiger und eigenwilliger. Sie sind aber bis sie erwachsen sind, auf die Beziehung zu ihren Eltern abgewiesen. Sie gibt ihnen nicht nur Wärme und Liebe, um zu wachsen, sondern auch Halt und Orientierung.

Wie gut Sie als Eltern diese Beziehung zu den Kindern gestalten und verändern können, hängt von der Antwort auf zwei Fragen ab:

- Gelingt es Ihnen, Ihre Familie zu führen und sich dennoch dabei verletzbar zu zeigen?

- Oder sind Sie abhängig von dem Wohlwollen Ihrer Kinder und bleiben so als Eltern handlungs- und entscheidungsfähig?

Was Sie selbst in Ihrer Erziehung prägte

Wie haben Sie selbst als Kind gelernt, mit Ihren Gefühlen, Ihren Gedanken über sich und die Welt umzugehen? Haben Sie erfahren dürfen, dass Sie ein wertvoller Mensch sind, einfach nur, weil Sie auf der Welt sind? Oder mussten Sie von klein auf etwas dafür tun oder leisten, um als Mitglied Ihrer Familie Anerkennung und Liebe zu bekommen?

77

Denken Sie bitte eine Weile darüber nach.

Denn bereits hier wurde der Grundstein für Ihr späteres Erziehungsverhalten gelegt: Die Art, wie Sie über etwas denken und wie Sie über sich selbst denken. Einen Teil dieser Grundprägung geben alle Eltern später an Ihre Kinder weiter. Ob sie es wollen oder nicht.

Häufig tun sie das mit dem guten Vorsatz: *Mein Kind soll es mal besser haben als ich. In meiner Erziehung werde ich alles anders machen, ich werde es besser machen, als meine Mutter oder mein Vater. Mein Kind soll sich nicht so fühlen, wie ich damals.* Kommt Ihnen das bekannt vor?

Und? Ist Ihnen Ihr Vorsatz gelungen? Wohl eher nicht, sonst würden Sie wahrscheinlich nicht diesen Ratgeber lesen. Und wissen Sie was? Es ist in Ordnung so, wie es ist. Warum? Weil es doch so ist, dass die meisten Eltern zu jeder Zeit immer versuchen, das Beste zu tun, was ihren dieser Situation möglich ist. Nur ist das Beste manchmal vielleicht nicht genug; oder nicht das, was das Kind gerade gebraucht hat. Gut gemeint ist nicht immer gut. Doch dazu später mehr.

Die gute Nachricht: Sie können Ihrem Kind auch weiterhin helfen, wenn Sie es trotz aller Schwierigkeiten lieben und mit ihm verbunden sein wollen.

Eltern-Kompetenz stärken und bewahren

Eltern in Seenot empfinden Hilflosigkeit in ihren Bemühungen, für ihre Kinder da sein zu können.

Sie verlieren immer mehr die Kontrolle und die Sicherheit, dass Sie als Eltern kompetent sind. Sie fühlen sich mehr und mehr isoliert und allein gelassen von allen Systemen.

Im verzweifelten Bemühen um die elterliche Führung geraten sie häufig mit ihren Kindern in einen Machtkampf um Unterwerfung und Beherrschung. In einem solchen Kampf kann es jedoch nur Verlierer geben. So empfinden sich betroffene Eltern oft als Versager. Und ihre Kinder auch.

Ein gefährlicher Teufelskreis aus Ohnmacht, Hilflosigkeit, Schuld- und Schamgefühlen nimmt seinen Lauf. Die Gefahr, in diesem Gefühls-Chaos immer mehr die Führung zu verlieren, ist groß. Oft geraten Eltern in die Rolle des Kindes und das Kind versucht die Aufgabe der Eltern -nämlich die Gestaltung der Beziehung - zu übernehmen. Das überfordert jedoch jedes Kind und kann dann zum Auslöser für Wut und Aggressionen eines Kindes gegen seine Eltern werden. Solche Kinder betteln mit ihren Aggressionen förmlich darum, dass ihnen diese Last endlich wieder abgenommen wird.

Für Ihr Kind ist es also sehr wichtig, dass Sie Ihrer persönlichen Verantwortung als Eltern gerecht werden. Vermeiden Sie lange Diskussionen und Überzeugungsversuche. Senden sie klare, kurze persönliche Botschaften dazu, was sie denken; was Sie wollen und was Sie nicht wollen.

Vertrauen Sie darauf, dass Ihre Botschaften, wenn sie echt sind, gehört werden. Erwarten Sie nicht, dass Sie postum befolgt werden oder dass Sie eine Rückmeldung dazu bekommen. Bringen Sie Ihre Position dennoch eindeutig zum Ausdruck.

Das ist es, was Ihrem Kind Sicherheit gibt. So weiß es, woran es mit Ihnen ist; wofür Sie stehen, was Sie unterstützen wollen und was nicht. Außerdem bieten Sie ihm damit die notwendige Reibungsfläche an und dienen als Vorbild zum Erlernen von Abgrenzungsverhalten.

Sie leben dem Kind auf diese Weise vor, dass Sie als Eltern wissen, wo Sie stehen, dass Sie wissen, wohin die Reise geht und dass Sie selbst in turbulenten Zeiten das Familien-Boot steuern werden – und dennoch Ihr Kinder lieben, selbst wenn es manchmal versuchen, das Boot zum Kentern zu bringen oder Ihnen das Steuer aus der Hand reißen will.

Dieses Fähigkeit, sich abzugrenzen, in seiner persönlichen Verantwortung zu bleiben und trotzdem den anderen mitzunehmen und emotional zu stärken, ist wiederum ist eine sehr wichtige Kompetenz für die Persönlichkeitsentwicklung ihres Kindes. In diesem Prozess geht es darum, dass Eltern und Kinder eigenständige Individuen bleiben bzw. werden. Dafür ist es nie zu spät.

Halt finden und Orientierung geben: vom Rettungsboot zum Leuchtturm

Unsere Werte und Bedürfnisse bestimmen unser Fühlen, Denken, Handeln

Einfach mal zuhören

Wann haben Sie sich das letzte Mal gefragt:

- Was genau leitet mein Tun?

- Warum reagiere ich auf bestimmtes Verhalten so und mein Partner oder meine Nachbarin vielleicht ganz anders?

- Was bestimmt meine Gedanken und meine Gefühle?

Bitte halten Sie jetzt einen Moment inne und versuchen Sie Antworten auf diese Fragen zu finden.

Sollte Ihnen das schwer fallen, haben Sie vermutlich bisher eher auf das Verhalten Ihres Kindes geachtet, statt sich mit dem zu beschäftigen, was Ihr eigenes Handeln bestimmt. Wenn das so ist, wird es höchste Zeit, dass Sie sich Ihrer persönlichen Werte bewusst werden und ihnen Bedeutung geben. Denn diese werden Ihr persönlicher Leuchtturm in stürmischen Zeiten. Sie sind es, die Ihr Handeln leiten.

Fragen Sie sich dazu:

- Was sind meine persönlichen Werte?

- Wie bringe ich diese zum Ausdruck?

Denken Sie in Ruhe nach und finden Sie Antworten –
allein, mit Ihrem Partner oder Ihrer Partnerin, mit Ihren Kindern.

Setzen Sie sich als Familie zusammen an einen Tisch
und reden Sie miteinander. Dabei geht es zunächst
nur darum, sich gegenseitig wirklich zuzuhören. Das
ist gar nicht so einfach, wie es sich anhört. Lassen sie
sich nicht von alten Gewohnheiten verführen, die
anderen von Ihren eigenen Wahrheiten überzeugen
zu wollen. Damit provozieren Sie nur verbale Kämpfe
ums Rechthaben. Und damit ist niemandem geholfen. Wer auf sein Recht pocht, schafft Abstand zwischen sich und seinem Gegenüber.

Zuhören ist eine wirklich sehr, sehr anspruchsvolle
Aufgabe. Besonders dann, wenn sich die Emotionen
hochgeschaukelt haben.

Wenn Sie nicht mehr zuhören können, machen Sie
lieber eine Pause und vertagen Sie das Zuhören auf
einen späteren Zeitpunkt. Das ist in Ordnung, weil
Sie ja in dieser Phase kein Ergebnis erzielen müssen.

Das Erlernen respektvollen Zuhörens stärkt Ihre Verbundenheit. Vom Anderen zu hören, wer dieser
Mensch überhaupt ist, was er denkt, was er fühlt
und warum er tut, was er tut, ist ein kostbares Geschenk, welches Vertrauen zueinander wachsen lassen kann. Das spüren Sie, wenn es gelingt.

Fragen, die Ihnen dabei helfen können:

- Was will ich als tragendes Fundament für meine Familie bewahren?

- Was will ich dir, mein Kind, fürs Leben mitgeben, weil ich es für wertvoll halte und warum ist es für mich wertvoll?

- Wie teile ich dir das mit?

- Woran glaubst du, mein Kind?

- Was ist für dich persönlich wertvoll und unverzichtbar?

- Was willst du, was kannst du beitragen zum gemeinsamen Zusammenleben?

- Was willst du nicht mehr von mir annehmen?

- Welche Unterstützung brauchst du vielleicht noch?

Die persönlichen Werte und die der Familie finden

Gemeinsam immer wieder nach Antworten zu suchen, diese zu finden und zu respektieren, soweit sie sich mit Ihren persönlichen Werten vereinbaren lassen, kann ein Meilenstein Ihres gemeinsamen Familien-Weges zu mehr Verbundenheit sein. Dafür brauchen Sie keine Experten zu sein. Dafür benötigen Sie nur Zeit und Geduld. Und dann schauen Sie, wie sich alles entwickelt.

Sobald Sie Ihre Werte klar benennen können, werden diese zu Ihrem inneren Leuchtturm werden.

Dieser Leuchtturm gibt zunächst Ihnen selbst Orientierung und Halt.

Er signalisiert Ihnen, wofür Sie stehen. Mit dieser Leuchtturm-Haltung behalten Sie die Richtung Ihrer Fahrt im gemeinsamen Familien-Boot fest im Blick.

Starke Werte, die für alle Familien tragend sind

Es gibt viele Werte. Diese sehen in jeder Familie anders aus. Doch einige werden in der Regel von allen Familien als tragend und verbindend erlebt. Vier solcher Werte hat der dänische Familientherapeut Jesper Juul über das Familienleben und seine Dynamiken zusammengetragen:

Gleichwürdigkeit, Verantwortung, Authentizität und Integrität.

* **Gleichwürdigkeit:**

Sich gleichwürdig begegnen ohne gleich zu sein

Gleichwürdigkeit bedeutet nicht gleichberechtigt zu sein oder gleich stark. Anderen gleichwürdig zu begegnen, meint, dass Sie jeden Menschen, ob groß, ob klein, ob alt, ob jung, ob arm, ob reich, ob mit oder ohne Bildung bedingungslos in seinem *Mensch-Sein* anerkennen und begegnen.

Wenn eine Beziehung zwischen einem Kind und seinen Eltern schwierig ist, dann liegt es tatsächlich sehr häufig daran, dass sich das Kind von seinen Eltern als nicht oder zu wenig in seinem Menschsein gewürdigt empfindet.

Begegnen Sie Ihrem Kind also wie einem anderen gleichwürdigen Menschen. Immer! Ein Kind ist ein Mensch und kein zu gestaltendes Objekt oder gar Projekt. In einer gleichwürdigen Begegnung weben Sie das unsichtbare Band einer lebenslangen Beziehung, die von Liebe, Achtung und Vertrauen geprägt ist. Egal was passiert. Gelingt dies, spricht die Fachwelt von einer gelungenen Subjekt-Subjekt-Beziehung. Das ist auch die Bedingung für ein lebenslanges starkes, stabiles Selbst-Wert-Gefühl Ihres Kindes.

Für Sie als Eltern ist es vielleicht nicht ganz einfach diese Haltung einer gleichwürdigen Beziehung zu ihrem Kind zu verinnerlichen, weil Sie es selbst anders erfahren oder gelernt haben. Vielleicht durften Sie selbst als Kind dieses stärkende, tragende Gefühl der Gleichwürdigkeit nicht kennen lernen.

Doch wenn Sie erleben werden, dass sich Ihre Beziehung zu Ihrem Kind durch Ihre gleichwürdige Haltung oft fast unmittelbar verbessert, werden Sie dazu Vertrauen gewinnen. Meine Erfahrung ist, dass Eltern selbst im größten emotionalen Chaos, diese gleichwürdige Haltung verinnerlichen können.

- Verantwortung ist immer persönlich: Werte leben

Für die Qualität der Beziehung zwischen Eltern und Kindern müssen immer die Erwachsenen die Verantwortung übernehmen. Jesper Juul

Ein Kind kann keine Verantwortung für die Beziehungsqualität zu seinen Eltern übernehmen. Das können nur Sie, liebe Eltern. Kinder können nur persönliche Verantwortung für sich selbst tragen.

Das tun sie in gewisser Weise bereits, sobald sie auf die Welt kommen. Sie schreien, drehen den Kopf weg, strampeln, strecken ihre Arme aus, versteifen ihren Körper, wenn Ihnen etwas missfällt. Sie können also schon ganz früh eigene Bedürfnisse ausdrücken, bleiben jedoch vom Willen ihrer Eltern abhängig. Bereits hier entscheiden Sie bereits, wie und ob Ihr Kind Eigenverantwortung erlernen darf.

Kinder sind von Geburt an soziale Wesen. Sie lernen durch Beobachten und Ausprobieren. Ein Kind, das von Beginn an in seiner Familie Respekt, Hilfsbereitschaft, Anerkennung und Mitgefühl erlebt, entwickelt sich von selbst zu einem Wesen mit persönlicher und sozialer Verantwortung – wenn es die Eltern vorleben.

86

Kinder lernen überwiegend durch das, was zwischen den Menschen passiert, nicht durch das, was ihnen erzählt wird. Das bedeutet grundsätzlich in Ihre Richtung gesprochen: Nicht so viel reden, sondern vor allem handeln. In Richtung Ihres Kindes: Es zum Reden ermutigen und zuhören lernen.

Die Führung in Ihrer Familie behalten Sie.

Das ist ein sehr wichtiger Teil Ihrer Verantwortung als Eltern. Führung heißt nicht: immer recht haben, alles besser zu wissen, zu bestimmen, Macht auszuüben.

Eine gute Führung zeigt sich dadurch, dass Sie selbst entsprechend Ihrer eigenen Werte bewusst und authentisch handeln, anstatt nur auf das Handeln Ihres Kindes zu reagieren. Sie bleiben dabei jedoch offen genug für notwendige Entwicklungsprozesse – in Bezug auf Sie selbst, Ihre Familie als ganzes System und auf ihr Kind.

Sie werden dialogbereit und mitfühlend. Sie würdigen immer auch die Bedürfnisse Ihres Kindes, wenn Sie diese erkennen können. Sie nehmen seine Gedanken und Gefühle wahr und ernst, berücksichtigen diese. Gelingt Ihnen das, sprechen wir heute von einer Art persönlichen Autorität. Diese hat nichts mit dem Ausüben von Macht und Dominanz zu tun, wie wir es noch von früher her kennen.

Gemeint ist eine ganz natürliche, menschenwürdige Haltung, die eindeutig und klar ist und zu der es gehört, als Eltern Verantwortung für das Eltern-Sein zu übernehmen.

- **Authentizität: Echt sein**

... sei nicht nett, sei echt!

Hören Sie sich doch einmal selbst zu. Wie vieles von dem, was Sie Tag für Tag zu Ihrem Kind sagen, kommt aus Ihrer eigenen Kindheit? Hand aufs Herz: Wie vieles davon wollten Sie *Niemals! Niemals!* sagen, wenn Sie selbst einmal Eltern geworden sind? Und warum wollten Sie das nicht?

Hören Sie sich doch einmal selbst zu, wenn Sie zu Ihrem Kind sprechen. Machen Sie dieses Experiment nur einen Tag lang. Fragen Sie sich anschließend, bei welcher Ihrer Aussagen Sie als der Mensch sprechen, der Sie wirklich sind. Wie oft sprechen Sie belehrend, besserwisserisch, haben auf alles eine schlaue Antwort, tun so, als seien Sie richtig und Ihr Kind falsch, obwohl Sie im Inneren etwas Anderes spüren. Verstecken Sie sich manchmal hinter Ihren erzieherischen "Sprüchen"? Wie oft erklären Sie Ihrem Kind wie es sein soll, ohne zu wissen, wer es eigentlich ist?

Authentizität bedeutet, sich als der Mensch zu geben, der man wirklich ist.

Das kann Ihr Kind nur lernen, wenn Sie ihm vorleben, wie das geht und wenn Sie das ihrem Kind ebenso zugestehen. Das bedeutet jeden Tag aufs Neue für die eigenen Bedürfnisse, für das, was man braucht oder auch nicht braucht einzustehen. Jeden Tag aufs Neue!

Das klingt vielleicht nach schwerer Arbeit. Das Schwere daran ist jedoch *nur,* Ihre gewohnten Denkweisen über Bord zu werfen bzw. abzulegen. Das Leichte daran ist: Sobald Sie die Wirkung Ihres Echtseins spüren, fühlen Sie innere Freiheit und Glück. Das ist eine tiefgreifende erfüllende Erfahrung, von der Sie mit ziemlicher Sicherheit bald mehr haben wollen. Das kommt daher, dass wir Menschen uns selbst niemals so nah sind wie in Momenten unseres „Echtseins". Vorsicht: Echt sein kann süchtig machen!

- **Integrität: Wissen wer ich bin und das zum Ausdruck bringen**

Zu sich selbst JA sagen – als Eltern und als Kind

In jeder Familie hat jedes Mitglied seine eigenen Bedürfnisse, ob groß, ob klein. Alle wollen mit ihren Bedürfnissen gesehen und ernst genommen werden.

Manchmal ist das für Eltern nicht einfach zu verstehen, weil sie in ihrer Herkunftsfamilie selbst nicht lernen konnten, ihre Integrität zu wahren. Sie konnten oder durften ihr Handeln nicht primär an ihren Bedürfnissen und Werten ausrichten.

Um geliebt zu werden oder in der Familie dazu zu gehören, wurde von ihnen erwartet, gehorsam zu sein und sich anzupassen.

Wenn ein Kind sich zu stark und zu lange an sein Familiensystem anpassen musste, wenn es sich dauerhaft gegen seine wahren Bedürfnisse zu entscheiden hatte, um Zugehörigkeit zu erleben, oder weil es darauf aufmerksam machen will, dass innerhalb der Familie irgendetwas nicht stimmt, geht es ihm nicht gut. Das Kind sendet Signale, die es im Laufe der Jahre verstärken wird - in der Hoffnung, endlich in seiner Not gesehen und verstanden zu werden.

Aus Sicht der Erwachsenen wirkt ein solches Kind häufig schwierig, bockig, wütend, aggressiv, beleidigt oder beleidigend. Werden seine Alarmzeichen dauerhaft nicht verstanden, kann das zu selbstzerstörerischem Verhalten. (Zum Beispiel als selbst verletzendes Verhalten, als eine Essstörung, eine emotionale Instabilität oder als Suchtverhalten bzw. Substanzmissbrauch oder auch als eine (schwere) depressive Stimmungslage. Manchmal zeigt sich auch eine wechselnde Symptomatik.)

Eltern, die diese Signale nicht erkennen, denken eher so: *„Seit Jahren kämpft unsere Tochter gegen uns, sie macht uns das Leben schwer. Was wir auch tun, immer macht sie uns alles kaputt. Sie ist so undankbar."*

Schlimmstenfalls zieht sich ein Kind, das sich dauerhaft nicht gewürdigt fühlt, aus der realen Welt zurück. Es flüchtet sich hinein in seine eigenen seelischen Welten, in denen es nach Schutz und Geborgenheit sucht.

Es möchte sich auf diese Weise schützen vor weiteren emotionalen Verletzungen durch die Außenwelt.

Dieser Selbstschutzmechanismus verhindert jedoch, dass das Kind wohlwollendes und zugewandtes Verhalten anderer noch unbefangen erkennen und annehmen kann. Die Angst vor weiteren Verletzungen ist oft größer. Die Angst vor seelischem Schmerz, die Angst vor Ablehnung bestimmt sein zukünftiges Verhalten.

„Erst wenn ein Kind auch NEIN sagen darf, kann es aus freiem Herzen JA sagen."

Das ist die beste Art, in einem Kind tatsächliche Integrität wachsen zu lassen. Respektieren Sie sein Nein, wenn dadurch niemand gefährdet wird, zu Schaden kommt oder wenn sich dieses Nein irgendwie noch mit Ihren Werten vereinbaren lässt. SO lernt Ihr Kind, dass es anerkannt wird, ohne dass es dafür etwas tun muss oder jemand Bestimmtes sein muss.

Klar und glaubwürdig sein

Integrität in der Familie zu leben, bedeutet, dass Sie, liebe Eltern, lernen, Ihre eigenen Werte klar zu definieren und sich darüber immer wieder mit Ihren Kindern in Gesprächen auszutauschen. Dazu zählt ein Ja genauso wie ein Nein, auch wenn letzteres von Ihren Kindern nicht so gern gehört wird. Sie müssen wissen, was Sie selber brauchen und was nicht. Und es ist Ihre Aufgabe, das Ihren Kindern vorzuleben und zwar so, dass sie Ihnen das auch tatsächlich abnehmen.

Entsprechen Ihre Handlungen Ihren persönlichen Werten, erleben Ihre Kinder Sie als eine glaubwürdige, authentische, echte Person. Dann sind Sie jemand, der sich selbst treu bleibt. Gibt es ein besseres Vorbild?

Haltungen, die Veränderungen ermöglichen

Radikale (tiefe) Akzeptanz

Viele Menschen glauben, dass sie nichts verändern können, wenn sie etwas akzeptieren. Doch das Gegenteil ist der Fall. Nur das Radikale Akzeptieren der Gegebenheiten erlaubt eine mögliche Veränderung. Wirklich Radikale Akzeptanz geht nur im Hier und Jetzt.

Etwas radikal zu akzeptieren, heißt z.B., dass Sie in dieser Woche bereits dreimal, immer an der gleichen Stelle, bei überhöhter Geschwindigkeit geblitzt wurden. Das kann zur Erkenntnis führen, dass Sie etwas unternehmen sollten. Eine solche Tatsache nur hinzunehmen, sich darüber zu ärgern oder es zu tolerieren, wäre eine oberflächliche Akzeptanz.

Tiefe, Radikale Akzeptanz ist die Voraussetzung für eine gewünschte und machbare Veränderung.

In diesem Fall wäre es evtl. angebracht, auch zukünftig das vorgegebene Tempolimit zu akzeptieren und sich entsprechend zu verhalten, anstatt sich weiter darüber aufzuregen und darauf zu hoffen, beim nächsten Mal nicht geblitzt zu werden.

Natürlich sollten Sie nur das akzeptieren, was wirklich wahr ist. Eine schmerzhafte Realität im eigenen Leben zu akzeptieren, wird fast immer als Entwertung des persönlichen Schmerzes empfunden. Dennoch möchte ich Sie unbedingt dazu ermutigen, genau diese Radikale Akzeptanz zu üben. Denn wenn es Ihnen gelingt, werden Sie spüren, dass Sie sich dadurch neue Möglichkeitsräume schaffen.

Es gibt Tatsachen, an denen können Sie einfach nicht rütteln, egal, wie schmerzhaft diese für Sie auch sein mögen.

Ein Beispiel sind Eltern, die immer weiter versuchen, Dinge für ihre Kinder zu regeln oder zu entscheiden, obwohl sie merken, dass es nichts bringt. So sehr sie sich auch bemühen, es scheint bei ihren Kindern keine Veränderung in die gewünschte Richtung zu geben. Hier kann es für Eltern angebracht sein, sich die Situation einmal genauer anzuschauen. Eventuell kommen sie zu dem Schluss, dass sie in dieser Sache tatsächlich nichts bewirken können, sondern wenn, können es ihre Kinder nur selbst und auch das nur, wenn sie es denn wollen.

Gott, gib mir die Gelassenheit,
Dinge hinzunehmen, die ich
nicht ändern kann, den Mut,
Dinge zu ändern, die ich än-
dern kann, und die Weisheit,
das eine vom anderen zu un-
terscheiden. Reinhold Niebuhr

Dialektik – schwer Verdauliches bekömmlich machen

Dialektik ist eine dynamische Entwicklungsmethode, bei der aus entgegengesetzten Polen, die in einem Spannungsverhältnis zueinanderstehen, eine neue, weiterführende Position entwickelt wird. Diese Synthese beinhaltet in unserem Fall gleichzeitig Akzeptanz des Unveränderlichen und Forcierung einer Veränderung. Es ist eben nicht nur das eine oder das andere, es ist beides.

Das Leben ist beides: Eine Balance zu finden zwischen Verstehen und Respektieren auf der einen Seite sowie Optionsmöglichkeiten auf der anderen. Die Grundidee ist: **Es gibt kein *„Richtig oder Falsch"*, sondern nur verschiedene Positionen, die in Hinblick auf die Erreichung bestimmter Ziele beleuchtet werden. Das kann zu neuer, situationsbezogener Positionierung führen.**

Für Sie als Eltern heißt das, dass Sie durch Ihre achtsame, wertschätzende Wahrnehmung Ihres Kindes
eine entwicklungsfördernde Atmosphäre entstehen
lassen. Sie lernen, sich zwischen den Polen von Akzeptanz und Veränderung zu bewegen. Klingt ganz
schön kompliziert? Ist es auch — am Anfang, weil es
nicht unserer gewohnten Haltung des „Entweder-
Oder", von „Richtig oder Falsch" entspricht.

Beispiel für eine dialektische Botschaft einer Mutter an ihre 17-jährige Tochter:

*„Du hast dich dazu entschlossen, die Schule zu ver-
lassen, mitten in der 11. Klasse. Du bist der Meinung, dass es keinen Sinn mehr macht, die Schule
weiter zu besuchen und willst dir einen Job suchen.
— Ich bin der Meinung, dass es durchaus Sinn
macht, das Abitur zu machen, weil ich denke, dass
du damit bessere berufliche Zukunftschancen
hast."*

Die Entscheidung der Tochter wird also mit keinem
Wort kritisiert. Sie wird akzeptiert. Die Mutter teilt ihrer Tochter aber mit, wie sie darüber denkt. DIESE Art
der Botschaft kommt an. Das bedeutet für Sie: Wenn
Sie anderer Meinung als Ihr Kind sind, machen diese
jedoch durch ihre dialektische Formulierung für Ihre
Tochter, für Ihren Sohn annehmbarer (bekömmli-
cher).

Nachdem Sie als erstes(!) die Meinung Ihres Kindes gewürdigt haben (indem Sie diese wörtlich wiederholt haben: du sagst ... / denkst so und so), fühlt sich Ihr Kind gesehen. Seine Meinung wird nicht abgewertet, sondern darf stehen bleiben. Das erhöht die Chance, dass die Tochter oder der Sohn der Mutter bzw. dem Vater zuhört und das Gefühl vermittelt bekommt, dass die eigene Meinung ebenfalls als berechtigt oder verständlich akzeptiert wird. Das wäre in diesem Beispiel bereits ein Erfolg.

Gegensätzliches nebeneinander stehen lassen! Diese Mutter könnte anschließend Argumente für den Abschluss eines Abiturs vorbringen und ihre Tochter bitten, ihren Entschluss nochmals zu überdenken.

Bitte beachten Sie: Keine langen Vorträge halten! Da schaltet JEDES Ohr ab. Im Allgemeinen wissen Kinder sehr gut, wie unsere Gesellschaft tickt. Ein 14-jähriges Kind schließt die Ohren bereits nach ca. acht Worten. Mit 21 Jahren werden dann schon wieder längere Sätze und Gespräche möglich. Also versuchen Sie, Ihre wichtigsten Botschaften in Kurzform zu vermitteln, vor allem, solange das jugendliche Ohr noch auf Empfang geschaltet ist. Und dann vertrauen Sie darauf: Das, was Sie sagen wollten, ist angekommen! Die letzte Entscheidung trifft jedoch ihr Kind. Es ist nämlich sein Weg!

4. Von der Haltung in die Handlung

Der Wende Tag X ist heute

Wenn Sie, liebe Eltern, erstmalig über Zusammenhänge von Ursache und Wirkung einer emotionalen
Instabilität anhand der *biosozialen Entstehungstheorie* hören, beginnen Sie häufig krampfhaft nach dem
Tag X zu suchen, an dem sich alles veränderte. Sie fragen sich, ob es vielleicht einen besonderen Auslöser
gab für diese Entwicklung.

Für Ihr heutiges und zukünftiges Zusammenleben mit
Ihrem betroffenen Kind ist das jedoch zunächst nicht
von Bedeutung. Sehen Sie das bitte einmal aus dieser
Perspektive: Solange Ihr Kind für seine emotionale
Schwerstarbeit weiterhin von seinen Eltern Abwer-
tung, Ablehnung und Ausgrenzung erntet, wird sich
sein Verhalten nicht ändern. Es wird Sie mit seinem
Verhalten weiter darauf hinweisen, dass in Ihrer Familie oder in der Schule oder vielleicht generell in unserer Gesellschaft das Miteinander nicht gut läuft.

Wenn Ihre elterliche und pädagogische Präsenz verloren gegangen ist, dann liegt das in Ihrer Verantwortung. Mit welcher *Haltung* Sie diese wieder erlangen
können, thematisierte ich bereits in Kapitel 3. Nun
geht es darum, wie man dahin kommt, verantwortlich
zu handeln.

Was Eltern hilft – Erfahrungen aus 15 Jahren Zusammenarbeit mit Familien in Not und Chaos

Eine Krise im Zusammenleben mit hoch emotionalen Kindern ist, was sie ist: ein Signal. Spätestens jetzt sollten Sie sich als Eltern über Ihren bisherigen Umgang miteinander Gedanken machen. Spätestens jetzt könnte es sinnvoll sein, etwas zu verändern – trotz oder eher wegen der vielen verbalen oder manchmal auch körperlichen Verletzungen, trotz emotionaler Schmerzen und Spannungen in Ihrer Familie.

Fragen Sie sich:

- Was kann mein persönlicher Anteil an einer gelingenden Beziehungsgestaltung sein?

- Bin ich bereit, die Verantwortung für meinen Anteil zu übernehmen?

Es ist ein permanenter Prozess, sich immer wieder neu zu positionieren und zu finden. Ausgelöst vom Kind, das sich Schritt für Schritt seinen Freiraum, seine Autonomie und seine Individualität erkämpfen will.

Wenn es Ihnen gelingt, seine Zeichen und Signale richtig zu deuten, erhalten Sie eine Chance, sich als Mensch und als Eltern noch einmal neu zu definieren und damit auch als Familie zu stärken. Was Ihnen als Eltern helfen kann, das Ruder wieder fest in die Hand zu nehmen, basiert auf drei grundsätzlichen Schritten, mit denen wir uns schon beschäftigten:

- Wissens- und Kompetenzerwerb über Entstehung und Aufrechterhaltung einer emotionalen Instabilität bzw. einer Borderline-Symptomatik;

- Wertschätzung und Anerkennung Ihrer Bemühungen, die besten Eltern für Ihre Kinder zu sein;

- Verantwortungsübernahme für die Führung und die Beziehungsgestaltung in Ihrer Familie.

Diese Verantwortungsübernahme sollte gleichwürdig, authentisch und integer erfolgen. Gehen Sie die Sache dialektisch und mit Radikaler Akzeptanz an. Damit Sie diese Haltung und diese Handlungsweisen auch in einem angespannten Alltag umsetzen können, stelle ich Ihnen ein bewährtes Hilfsmittel vor:

Arbeit mit Symbolen

Wenn wir bestimmte Handlungen mit einfachen Bildern verknüpfen, prägen sich diese schneller in unser Gedächtnis ein. Gerade wenn wir unter Druck stehen, fühlen wir uns häufig ‚kopflos'. Uns fehlt die Orientierung. Haben wir jedoch konkrete Bilder zu konkreten Handlungen abgespeichert, lassen sich die Handlungen schneller über diese Bilder abrufen. So können wir auch in überraschend auftretenden und/oder oft hochemotionalen Situationen häufiger handlungsfähig bleiben.

Dazu gehört ein wenig Übung. Gern können und sollten Sie dazu auch Ihre ganz eigenen Bilder kreieren.

> *„Die Seele (...) denkt nie ohne*
> *bildliche Vorstellung.“*
> *Aristoteles.“*

Hilfreiche Symbole für Familien in Seenot und im Chaos der Gefühle

Auf der folgenden Seite habe ich Ihnen eine Liste mit
den wichtigen Symbolen zusammengestellt, mit denen wir arbeiten. Eine Ergänzung Ihrerseits ist willkommen. Denn jede Familie entwickelt und benuzt
ihre ganz eigene Sprache, bzw. weist Besonderheiten
auf.

Symbol	Bedeu-tung	Inhalt
Stopp-schild	Stopp	Sofort innehalten, den Moment der persönlichen Freiheit bewusst nutzen, sich Zeit nehmen zur Entscheidungsfindung.
Leucht-turm	Orientie-rung	Stabile, auf Werten beruhende Position; innere Haltung, aus der Sie als Eltern Signale senden.
Waage	Dialektik	Dialektische Haltung: gegensätzliches miteinander verbinden.
Herz	Nein aus Liebe	Weil ich dich und/oder mich liebe, sage ich *nein*, denn hinter jedem *nein*, steckt ein *ja* zu etwas.
Giraffe	Wohlwollende, auf Gefühle und Bedürfnisse gerichtete Haltung	Bewertet nicht, nimmt nur wahr, achtet auf Gefühle und Bedürfnisse bei sich und bei anderen.
Wolf	Abwertende Haltung	Bewertet, verurteilt, gibt sich machtvoll, dominant, rechthaberisch.

Im Folgenden werden die Symbole erläutert.

Die Symbole *Giraffe und Wolf* werden im anschließenden Unterkapitel *Die Giraffensprache* eingehender erläutert.

Symbol Stoppschild

Häufig stellen Ihre Kinder Forderungen an Sie; oftmals mit großer Dramatik und zusätzlichem Zeitdruck untermauert. Es muss schnell gehen, es muss sofort sein; und wenn nicht, dann geht die Welt unter. Hier sagen Sie einfach: STOPP!

Bewusst handeln, statt automatisch agieren. Einen Moment innehalten und sich fragen: Worum geht es mir? Was will ich und was will ich nicht? Was soll mein Kind langfristig lernen?

Ein Beispiel: Die 17- jährige Laura ruft aufgebracht ihre Mutter an:

„Mama, ich brauche sofort 300 € von dir! Ich muss sofort mit meinem Freund nach Griechenland zu seiner Oma fahren. Die liegt im Sterben. Wenn wir nicht sofort losfahren, kommen wir zu spät. Das würde ich mir nie verzeihen. Du musst mir das Geld geben."

Die Mutter zögert einen Moment. Dieser dauert der Tochter am Telefon zu lang: „Wenn du mir das Geld nicht gibst, siehst du mich nie wieder!"

Liebe Eltern, überlegen Sie mal, wie Sie persönlich auf diese Forderung reagieren würden.

Nehmen Sie sich Zeit für Ihre Überlegungen und eine Entscheidung oder geben Sie nach nur kurzem Zögern der Forderung nach? Fühlen Sie sich häufiger im Nachhinein irgendwie überrumpelt? Rechtfertigen Sie sich vor sich selbst mit Worten wie: *„Es ging alles wieder mal so schnell. Ich hatte Angst, dass ich meine Tochter verliere, wenn ich ihr das Geld nicht gebe."*

Finden Sie sich in diesen Beschreibungen wieder? Dann empfehle ich Ihnen, sich sofort ein Stoppschild zu besorgen! Lassen Sie sich ab sofort nicht mehr auf dieses: *„Schnell und sofort"* ein.

Nehmen Sie sich die Zeit, die Sie brauchen, um zu einer angemessenen Entscheidung zu kommen, zu der Sie auch morgen noch stehen können. Diese sollte Sie dann auch klar und eindeutig kommunizieren. In unserem Beispiel könnte das so lauten:

Die Mutter teilt Ihrer Tochter mit:

„Laura, das tut mir sehr leid für deinen Freund. Ich bin jedoch der Meinung, dass du ihn nicht zwingend dorthin begleiten musst, zumal du dafür auch kein Geld hast. Deshalb werde ich dir das Geld nicht geben."

Verlassen Sie die Dramabühne! Vermeiden Sie lange Diskussionen und Rechtfertigungs- bzw. Überzeugungsversuche. Senden sie möglichst ruhig klare und kurze Botschaften, was Sie wollen und was Sie nicht wollen.

So werden Sie sichtbar und berechenbar. Berechenbarkeit ist ein wichtiger Faktor in einer stabilisierenden Beziehungsgestaltung, besonders mit hochemotionalen Menschen.

Dies gilt auch dann, wenn Ihrem Kind Ihre Entscheidung nicht gefällt. Es wird zwar zornig und wütend, es bekommt jedoch von Ihnen eine klare Botschaft. Daran kann es sich orientieren und reiben. Ihre Aufgabe besteht dann darin, den Zorn und die Wut Ihres Kindes auszuhalten. Das ist nicht leicht, aber auf die Dauer werden Sie merken, dass es sich auszahlt.

Symbol Leuchtturm

Ein Leuchtturm hat auch in stürmischen Zeiten einen festen Halt. Er sendet Signale und gibt die Zielrichtung an.

Ihre Ängste und Sorgen um Ihre Kinder bleiben Ihr ganz persönlicher Anteil im Chaos.

Es sind nicht die Dinge, die uns beunruhigen, sondern die Meinung, die wir darüber haben.

Epiktet, griechischer Philosoph

Sie sollten in stürmischen Zeiten darauf vertrauen, dass Ihr Kind alles an Wissen und Lebensweisheiten von Ihnen mitbekommen hat, was es braucht, um das durchzustehen. Sie haben ihm gegeben, was Sie konnten. Nun freunden Sie sich bitte mit dem Gedanken an, dass Sie nichts Neues mehr zu bieten haben.

Ca. 12 Jahre lang waren Sie für Ihr Kind so etwas wie ein großer, prall gefüllter Kühlschrank. Immer, wenn Ihr Kind ein Bedürfnis hatte, haben Sie diesen geöffnet. Ihr Kind durfte sich bedienen, herausnehmen, was es brauchte. Nun ist Ihr Kühlschrank leer. Lassen Sie ihn zu! Nochmal: Er ist leer!

Ihr Kind muss jetzt seinen eigenen Weg finden und diesen auch selbst gehen. Vermutlich wird es auf dem Weg durch die Jugend und das junge Erwachsensein noch zu einigen hochemotionalen und riskanten Aktionen kommen. Das sind dann jedoch selbst gewählte und selbst bestimmte miteinander Ihres Kindes. Orientierungslose Eltern lassen sich leicht dazu verführen, in diese schwankenden Boote ihrer Kinder mit einzusteigen. Sie tun dies stets in der Hoffnung, dass dies nun endlich die letzte Seenot sein wird und dass Sie durch Ihre Hilfe ihr Kind schützen werden.

Liebe Eltern, von dieser Illusion dürfen Sie sich verabschieden!

Ab sofort gilt:

Bleiben Sie draußen. An Ihrem Platz! Steigen sie nicht mehr in die schwankenden Boote, auch nicht mehr ins Rettungsboot!

Ihre Aufgabe ist es nun, zum Leuchtturm zu werden und Ihrem Kind Orientierungssignale zu senden. Sie blinken jetzt vom sicheren Ufer hinaus auf das offene

Meer. Das ist das Beste, was Sie tun können. Und mehr geht nicht.

Wichtig: Bleiben Sie ohne Erwartung auf ein Gegensignal. So funktioniert ein Leuchtturm nicht. Das müssen Sie lernen. Ihre Aufgabe besteht nun darin, Ihrem heranwachsenden Kind, das versucht, da draußen auf dem stürmischen Meer zurechtzukommen, nur noch die Richtung zu signalisieren. Das Steuerrad seines Schiffchens muss Ihr Kind jetzt lernen, selbst zu halten, ausgerüstet mit dem, was sie ihm dafür mitgegeben haben.

Dazu Frau M., Teilnehmerin einer Schulungsgruppe, Mutter einer 16-jährigen Tochter mit selbstverletzendem Verhalten (der Leuchtturm ist ihr heutiges Lieblingssymbol):

„Früher war ich eine schreckliche Helikoptermutter oder ein ständiges Rettungsboot! Ich habe es geschafft, fünf gewaschene Unterhosen meiner Tochter in fünf Stunden in ihr Zimmer zu bringen. Selbst in der Nacht bin ich mehrmals aufgestanden und habe mit meinem Ohr an ihrer Tür geklebt, in der Befürchtung, irgendwelche verdächtigen Geräusche da drin zu hören, ob sie sich wieder ritzt, oder etwas Schlimmeres antut. Ich bin sogar vor der Zimmertür meiner Tochter sitzend eingeschlafen.

Ich wollte sie schützen und überwachen, weil ich so große Angst um sie hatte.

Heute brauche ich das nicht mehr. Ich habe gelernt, dass ich ihr mit meinem Verhalten auch Signale

106

sende, die ihr nicht guttun. Dass ich ihr damit z. B.
zeige, dass ich ihr nicht zutraue, für sich selbst sor-
gen zu können. Dass ich ihr überhaupt nicht mehr
vertrauen kann. Als ich das in der Schulungsgruppe
zum ersten Mal hörte, fiel es mir wie Schuppen von
den Augen: ja, diese Angst ist meine Angst. Und was
ich daraus mache, ist auch meine Sache. Das hat
nichts mit dem Verhalten meiner Tochter zu tun.

Es ist sehr schwer, mich zurückzuhalten. Aber ich
schaffe das mit Hilfe meines Mannes. Seitdem ich
das mache, kommt meine Tochter wieder öfter zu
mir und sagt, sie wolle mit mir reden. Das Ritzen
steht jetzt nicht mehr zwischen uns. Letzte Woche
fragte ich mal nach, ob sie sich wieder geritzt hat.
Sie antwortete: „Mama, da habe ich seit sechs Ta-
gen nicht dran gedacht." Ist das nicht wunderbar?
Inzwischen kann ich sagen: „Heute ist ein schöner
Tag! Weil ich in der Gruppe mit den Eltern gelernt
habe, im Hier und Heute zu leben."

Frau M. hat nach Beendigung der Schulungsgruppe
den Leuchtturmstammtisch für Eltern in Seenot ge-
gründet. Wie viele andere Eltern aus unseren Seminaren hat sie verstanden, was sich Jugendliche von ihren
Eltern am meisten wünschen. Das sind drei Dinge:

Vertrauen, Vertrauen, Vertrauen.

Vertrauen nicht darauf, dass alles, was Ihr Kind tut,
stimmig und richtig ist. Sondern darauf, dass es seinen
eigenen Weg finden will und muss. Und dass es das so
gut macht, wie es das eben kann. Dass Sie, liebe Eltern
für Ihr Kind da sind, dass Sie Ihren Sohn, Ihre Tochter

bedingungslos lieben, besonders dann, wenn es Ihnen am schwersten fällt.

Ein Vater hat seine neue Haltung einmal so formuliert:

„Ich renne nicht mehr gleich los, wenn mein 29-jähriger Sohn wieder mal „gefallen" ist. Heute kann ich abwarten und sende ihm das Leuchtturm-Signal: „Komm her zu mir, mein Junge, ich heb' dich auf!"

Radikale Akzeptanz: Mit einem Schritt ins Land der Gelassenheit

Bei jeder Veränderung, die ein Mensch anstrebt, ist die Entscheidung für einen neuen Weg Voraussetzung für den Erfolg. Wenn Sie beschließen, dass irgendetwas in Ihrem Familienleben anders werden soll, so müssen Sie sich selbst als Eltern für einen neuen, anderen Weg entscheiden: "Ja, ich will!" Radikale Akzeptanz ist das Gegenteil von Resignation, etwa nach dem Motto: „Ach, ich kann ja sowieso nichts tun."

Durch diese bewusste Entscheidung wird eine Veränderung am schnellsten möglich. In der Haltung der Radikalen Akzeptanz nehmen Sie *den* Moment oder *die* Situation so an, wie sie gerade ist und auch die Tatsache, dass all Ihre Gedanken und Gefühle dazu IHRE ganz persönliche Sache sind. Ohne „Wenn und Aber". Das ist der Weg.

Finden Sie in eine Haltung, die keine Bedingungen stellt. Akzeptieren Sie, was ist.

Darin liegt das Geheimnis des Erfolges von Gelassenheit. Diese innere Gelassenheit ist vor allem dort ratsam, wo es nicht mehr in Ihrer Macht steht, etwas zu verändern, beispielsweise, das Verhalten Ihres Kindes zu kontrollieren oder lenken zu wollen. Und bitte verwechseln Sie Gelassenheit nicht mit Gleichgültigkeit oder Desinteresse. Es ist eher das Gegenteil: Es geht darum, dass Sie endlich anerkennen, manchmal nichts, aber auch gar nichts bewirken zu können. Ob Ihnen das nun passt oder nicht. Dass weitere Tobsuchtsanfälle oder Verzweiflungstaten Ihrerseits nicht dazu führen werden, dass sich Ihr Kind genauso verhält, wie Sie es sich wünschen. Und wenn Sie sich auf den Kopf stellen!

Das ist ein bisschen so, wie sich darüber aufzuregen, dass Ihnen der Zug zum Flughafen vor der Nase davonrauscht. Jetzt können Sie Ihre Zeit damit vergeuden, sich lange über diese *Gemeinheit* und *Ungerechtigkeit* aufzuregen. Aber: können Sie es ändern? DER Zug ist abgefahren!

Also: Akzeptieren Sie, dass bestimmte Dinge nicht mehr an Ihrer Macht stehen. Was glauben Sie, was dann passieren wird?

Im Kopf wird Platz frei für neue Überlegungen und es tauchen neue Ideen auf. Ideen, wie Sie es vielleicht doch noch rechtzeitig ans Ziel schaffen könnten. Oder vielleicht nur mit etwas Verspätung. Das heißt also: Emotionen runterfahren. In sich hineinhorchen. Neuen Gedanken eine Chance geben. Gangbare, neue Wege finden. Sich selbst damit innere Stärke und Ausgeglichenheit ermöglichen.

Das ist das Gegenteil von Resignation! Nur sind Sie jetzt mehr bei sich als bei Ihrem Kind. Und das ist wichtig.

Erste (Neben-)Wirkung

Neue Möglichkeiten

Eine unüberwindbare Mauer zwischen sich und Ihrem Kind ist plötzlich verschwunden. Vor Ihnen liegt ein Raum mit neuen Ideen. Diesen konnten Sie bisher nicht sehen. Ihre Sicht blieb lange Zeit vernebelt von dem festen Glauben daran: Nur DA geht es lang! Nur DA muss ich/musst du durch! DAS muss so sein! Am Ende schien es gar, dass es keinen anderen Weg gäbe. Warum das so war?

Vielleicht hat Ihnen bis dahin niemand einen neuen Weg gezeigt oder Sie konnten die verschiedenen Hinweisschilder nicht erkennen, weil Ihr Alltagsstress Ihre komplette Aufmerksamkeit forderte. Es gibt viele Antworten darauf.

Doch diese sind im Moment der Erkenntnis nicht wichtig. Wichtig ist jetzt, dass Sie nun Ihre Möglichkeiten sehen können. Dass Ihnen einleuchtet, dass Sie für Ihr Kind ganz sicher immer noch von großer

Bedeutung sind. Dass Sie sehr wohl hilfreiche, liebende und geliebte Eltern sind, deren Meinung zählt. Doch von nun an sind Sie für Ihr Kind ein Leuchtturm. Sie sitzen nicht mehr mit Ihrem Kind im Rettungsboot.

Das mag für Sie vielleicht noch etwas paradox klingen; jedoch - und das sag ich Ihnen aus tiefster Überzeugung: Je mehr Sie sich erlauben, sich um Ihr eigenes seelisches Gleichgewicht zu kümmern, umso stärker sind Sie als Eltern wertvoll und gefragt. Es ist ein unbeschreiblich beglückendes Gefühl, signalisiert zu bekommen: „Mama, Papa, Ihr seid für mich wichtig und unverzichtbar." Dieses Geschenk können Sie auch nach Jahren hochemotionaler chaotischer Fahrten durchs heftige Meer wieder erfahren. Entscheidend dafür ist und bleibt Ihre persönliche Haltung.

Zweite (Neben-)Wirkung

Ende der emotionalen Dauerfolter

Sobald Sie damit aufhören, Ihrem heranwachsenden Kind mit allen Mitteln Ihre Überzeugungen aufdrücken zu wollen, verliert Ihre Beziehung einen selbst verursachten Schmerz.

Ihre emotionale Dauerfolter ist vorbei. Sie allein haben das vollbracht mit Ihrem Mut, in die Haltung der Radikalen Akzeptanz zu gehen, einen neuen Möglichkeitsraum zu betreten, ohne zu wissen, wie es nun weitergeht. Sie haben das gewagt, für sich selbst und damit auch für Ihr Kind. Mit dem Kopf durch die Wand zählt nun nicht mehr zu Ihren Optionen. Sie wissen fortan: das gibt nur Beulen und zwar bei allen Beteiligten. Dennoch bleiben Sie auch weiterhin innerlich bereit, wach und offen für das, was noch kommt. Nun jedoch aus einer wohlwollenden, achtsamen Beobachterposition heraus.

Dritte (Neben-)Wirkung

Gelassenheit

Die Fertigkeit, in schwierigen Situationen in eine Haltung der Radikalen Akzeptanz zu gehen, wirkt langfristig und situationsübergreifend. Wenn Sie sich diese Gelassenheit erst einmal angeeignet haben, werden Sie diese niemals mehr in Ihrem Leben verlieren. Versprochen!

Symbol Waage:
Dialektik als Türöffner in die Welt des Gegenübers

Dialektik können wir auch als Umarmung zweier Haltungen verstehen, die sich widersprechen. In unserem Fall: Akzeptanz und Veränderung.

In einer dialektischen Haltung geht es darum zu akzeptieren, dass Ihr Kind beispielsweise etwas als wunderschön empfindet, was Sie selbst unmöglich finden, z.B. eine Tätowierung. In einer dialektischen Haltung teilen Sie dann Ihre Sichtweise und eventuellen Bedenken sachlich mit und erkennen gleichzeitig die Meinung, den Wunsch und die Sichtweise Ihres Kindes an. Das ist Dialektik. Nicht mehr und nicht weniger.

Wenn Eltern ihre Kinder auffordern, unerwünschtes Verhalten zu ändern, reagieren diese nicht selten extrem empfindlich. Sie fühlen sich massiv kritisiert, geraten in einen überwältigenden emotionalen Erregungszustand. Sie explodieren: Wutausbrüche, Beschimpfungen, übelste Beleidigungen. Wer kennt das nicht? Manchmal werden Kinder sogar handgreiflich.

Eine andere Reaktion kann sein, dass ein Kind diese Situation wortlos verlässt. Es zieht sich in sein Zimmer zurück und ertrinkt in einem Gefühls-Meer von Hoffnungslosigkeit. Eltern ebenso. Keiner fühlt sich verstanden. Das Ergebnis: Kontaktabbruch! Ratlosigkeit und Enttäuschung auf beiden Seiten. Häufig kapitulieren Eltern an dieser Stelle. Oder sie wollen es nicht noch schlimmer machen, wenn es gerade mal einigermaßen läuft und die gute Stimmung nicht kaputt machen. Dann nehmen sie lieber gar nicht Stellung, nur, um keine neue Eskalation zu provozieren.

So wie diese Mutter einer 15-jährigen Tochter:

„Ich sage schon lange nichts mehr. Sonst macht meine Tochter daraus wieder gleich ein neues Drama. Und außerdem befürchte ich, dass sie dann wieder etwas kaputtschlägt. Manchmal greift sie mich sogar an. Deshalb sag ich lieber nichts mehr."

Liebe Eltern, wenn sie solche Situationen kennen, wie diese Mutter, befinden Sie sich zugleich in zwei wirklich schwierigen Dilemmata.

Das erste Dilemma nenne ich das äußerliche, gesellschaftliche **Eltern-Rollen-Dilemma:**

Einerseits sind Sie nämlich gesetzlich dazu verpflichtet, auf das Verhalten Ihres Kindes Einfluss zu nehmen bzw. können für das Handeln Ihres Kindes rechtlich zur Verantwortung gezogen werden. Andererseits ist längst klar, dass Sie ab der Pubertät tatsächlich nur noch bedingt Einfluss nehmen können. Das zweite Dilemma ist also Ihr *inneres, persönliches Dilemma*:

Wie können Sie Ihrem hoch emotionalen Kind Ihre persönliche Vorstellung mitteilen, ohne dass es gleich an die Decke geht oder dass Sie sich genötigt fühlen, sich zurückzuziehen?

Wenn es Ihnen gelingt, unangenehme Dinge dialektisch anzusprechen, wird sich das auf Ihre Beziehungsgestaltung auswirken. Denn dann signalisieren Sie Respekt. Das ist ein Wert von enormer Bedeutung für alle Menschen; insbesondere für Jugendliche.

Denn in einer Phase, in der sie auf der Suche nach sich selbst sind, sind sie ohnehin stark verunsichert und versuchen häufig, hinter ihrem knallhartem „Getue" ihre verletzten, verunsicherten Seelen zu verstecken.

Gelingt es Ihnen, liebe Eltern, das zu erkennen, werden Sie schon bald die Vorzüge einer dialektischen Haltung nicht mehr missen wollen. **Gehen Sie also zunächst dieses zweite Dilemma an.** Der Gewinn und Nebeneffekt wird für alle Beteiligten sein, dass Sie einen entspannteren Umgang mit dem Erfüllen Ihrer gesellschaftlichen Eltern-Rolle leben.

Symbol Herz: „*Nein aus Liebe*"

(*mein Lieblingsmodell*)

Ein Nein kann die schönste Liebeserklärung sein, denn hinter jedem NEIN steht auch ein JA zu etwas.

Welche Bedeutung hat es für Sie, deutlich *Nein* zu sagen?

Wie geht es Ihnen damit, wenn Sie mal wieder *Ja* gesagt haben, obwohl Sie ein *Nein* fühlten?

Was macht es Ihnen als Eltern schwer, zu Ihrem *Nein* zu stehen?

Welche Auswirkungen hat das auf Ihre Beziehung zu Ihrem Kind?

Was lernt Ihr Kind von Ihnen?

Gehören Sie zu den Eltern, die Ihren Kindern eine klare Haltung vorleben, weil Sie sich wünschen, dass diese durch Ihr elterliches Vorbild lernen können, selbst aufrichtig und echt durchs Leben zu gehen?

Sagen Sie *Nein*, wenn Sie ein *Nein* spüren?

Oder sagen Sie dann doch eher Ja, um einem Konflikt aus dem Weg zu gehen?

Na, dann fragen Sie sich doch mal, wie und wo Ihr Kind lernen soll, zu dem zu stehen, was es fühlt und will?

Oder ist es Ihnen vor allem wichtig, als Eltern bei Ihren Kindern immer beliebt zu sein? Sagen Sie vielleicht deshalb häufiger *Ja*, obwohl Sie *Nein* fühlen? Das ist natürlich ein Stück weit nachvollziehbar. Viele Eltern wollen immer und ohne Unterbrechung von ihren Kindern geliebt werden. Und wissen Sie was? Das werden sie auch! Sogar, wenn es gerade ganz und gar nicht danach aussieht. Denn, um von Ihrem Kind geliebt zu werden, brauchen Sie fast nichts zu tun. Ihr Kind liebt Sie. Immer, ohne Wenn und Aber. Aus dem einfachen und natürlichen Grund: Weil Sie seine Mutter und Sie sein Vater sind.

Ein Kind kommt mit dieser bedingungslosen Liebe zu seinen Eltern auf die Welt, zunächst natürlich, weil es von seinen Eltern völlig abhängig ist. Deshalb schenkt es Ihnen vom ersten Tag an diesen fast unerschöpflichen Bonus einer bedingungslosen Liebe. Das ist Ihr einmaliger, nicht austauschbarer *ELTERN-BONUS*. Diese Liebe müssen Sie sich nicht verdienen. Aber Sie sollten im Laufe der Zeit, wenn Ihr Kind älter wird, verantwortlich damit umgehen.

Denn es kann passieren, dass dieser Bonus im Laufe eines Kinderlebens bis zum Erwachsensein schrumpft. Doch bis das geschieht, muss einer Kinderseele sehr viel Schmerzhaftes widerfahren sein.

Fühlen Sie sich bei diesen Worten ein wenig schuldig? Dann möchte ich Sie hiermit von Ihrem Schuldgefühl entlasten. Es gibt unzählige Möglichkeiten, warum ein Kind sich nicht geliebt fühlt.

In den allermeisten Fällen hat es Eltern, die alles für ihr Kind tun, was in ihrer Macht steht. Ganz besonders häufig sind Sie es, also Eltern, die gerade mit Ihrem Kind durch ganz stürmische Zeiten gehen.

Maria, Mutter einer 21-jährigen Tochter schrieb:

„Jetzt wird mir klar, dass wir „Achterbahneltern" für unsere emotional instabilen Kinder eher viel zu viel

getan haben als zu wenig. Ich habe wirklich alles getan, was in meiner Macht stand. Ich habe meine Tochter niemals im Stich gelassen! Habe versucht zu retten, wenn es brenzlig wurde. Ich war ihr Rettungsboot. Wann immer sie mir SOS signalisierte, habe ich alles stehen und liegen gelassen, um sie mal wieder zu retten. Niemals bin ich auf die Idee gekommen, ihr mal ein Nein zu signalisieren, aus Angst, sie würde es nicht selbst schaffen oder sich gar das Leben nehmen, weil ich sie abgelehnt habe.

Mit dieser Angst habe ich mich auch ein Stück weit erpressbar gemacht und ihr gleichzeitig das Signal gesendet, dass sie alleine nichts schafft. Heute weiß ich, dass sie ein Nein von mir als Vertrauensbeweis in ihre Fähigkeiten ansieht. Heute kann ich mit gutem Gewissen Nein zu ihr sagen, weil ich weiß, dass ich ihr damit das größte Geschenk mache.

Ich schenke ihr meine Aufrichtigkeit, mein Echt-sein. Ich zeige ihr damit, dass ich sie wirklich respektiere als einen Menschen, der eine authentische Mutter verdient hat. Auch, weil ich jetzt weiß, dass dies alles in einem klaren Nein von mir drinsteckt. Auch wenn ihr mein Nein manchmal gar nicht gefällt.

Heute höre ich immer öfter von ihr: „Mama, ich war stinksauer auf dich, weil du Nein gesagt hast. Aber jetzt kann ich`s dir ja sagen: Das war richtig." Heute ist es sogar manchmal so, dass wir uns gegenseitig mit einem Nein aufziehen. Und dann gemeinsam darüber lachen können. Wir erinnern uns daran, was

ein Nein bedeutet und dass wir das auch beide ge-
genseitig akzeptieren."

Liebe Eltern, so ist es: Ihr Kind wird in dem Maße Ihre Grenzen nicht beachten, wie Sie die seinigen überschreiten. Häufig sogar unbemerkt oder unbeabsichtigt. Glauben Sie das nicht? Dann fragen Sie doch mal Ihren Sohn, Ihre Tochter!

Eltern bekommen in den meisten Fällen auf ein Nein immer noch eine ziemlich höfliche Antwort. Hören Sie genau hin. Und lassen Sie diese Antwort auf sich wirken.

Geben Sie dazu weder eine Erklärung oder Rechtfertigung ab. Hören Sie hin und achten Sie dann auf das, was diese Antwort in Ihnen auslöst. Können Sie das? Das ist eine gute Übung für Gleichwürdigkeit.

Jenseits von Richtig und
Falsch gibt es einen Ort, dort
begegnen wir uns.
Rūmī

Symbol: Giraffe
Die Giraffensprache

Ein wirkliches Bedürfnis formulieren können

Wenn Sie nicht konkret benennen können, worum es Ihnen bei einer Sache oder in einer Situation geht, wie können Sie dann erwarten, dass ein anderer Ihre Wünsche errät oder gar versteht?

Häufig kommen in solchen Situationen Gedanken auf wie: „Wenn ich dir wirklich wichtig wäre, wüsstest du was ich jetzt brauche." Doch, wer so denkt, der macht es sich zu einfach. Er versucht nämlich, das eigene Unvermögen - selbst zu sagen, was man sich vom anderen wünscht - dem anderen zuzuschieben. Und dies oft sogar in einer vorwurfsvollen Haltung.

Natürlich *kann* man sich so verhalten, das ist jedoch für eine aufrichtige Beziehung, um die es hier geht, nicht besonders hilfreich. Denn so schaffen Sie eher Abstand zu Ihrem Gegenüber.

Tatsächlich scheint mir die häufigste Ursache von Konflikten zwischen Menschen zu sein, dass diese nicht in der Lage sind, klar und unmissverständlich auszudrücken, worum es ihnen wirklich geht. Dafür kann es viele Ursachen geben.

Erinnern Sie sich einmal: Vielleicht haben Sie das als Kind in Ihrer Ursprungsfamilie nicht erlebt und dadurch nicht lernen können und sind heute deshalb davon überzeugt: „Das ist doch ganz klar, was ich meine." Oder Sie meinen, dass in solchen Situationen keine Zeit oder kein Raum ist für ausführliche oder wiederholte Erklärungen. Sie haben das doch bereits tausendmal gesagt, Ihre Mutter hat taube Ohren, Ihr Kind hört nicht richtig zu, Ihr Mann ist einfach zu bequem, Ihr Kollege will Sie doch nur provozieren.

119

Machen Sie weiter so, dann behalten Sie wenigstens immer Recht – und bleiben damit aber allein!

Willst du Recht haben oder glücklich sein? *Marschall B. Rosenberg*

Wünschen Sie sich für Ihre Zukunft mehr Wertschätzung und nährende Verbindungen zu Ihren Mitmenschen?

Wünschen Sie sich mit Ihren Kindern mehr Gleichwürdigkeit, Verbundenheit, Zugehörigkeit, Verständnis, Rücksichtnahme? Möchten Sie mehr Gemeinschaft leben und wollen lernen, dies alles in einer achtsamen Sprache auszudrücken? Dann lade ich Sie ein, die Gewaltfreie Kommunikation (GFK) von Marshall B. Rosenberg kennen zu lernen.

Besonders Ihre Kinder werden Ihnen zutiefst dankbar dafür sein! Sie werden dann Eltern erleben, die sich echt und aufrichtig ausdrücken. Das ist das größte Geschenk. Und Ihre Kinder werden auch diejenigen sein, die Ihnen das Gelingen am schnellsten signalisieren - häufig sogar sind es die besonders „schwierigen" Kinder, denn sie sind für eine achtsame, verbindende Sprache besonders empfänglich.

Gelingt Ihnen eine solche Kommunikation, werden Sie sich und Ihre Beziehung zu Ihrem Kind so erleben können, wie Elisabeth B., Mutter einer 17-jährigen emotional instabilen Tochter. Für dieses Manual hat sie ein sehr persönliches und kostbares Geschenk als Frau und Mutter beigesteuert: *„Brief an meine Tochter"*. (Siehe Seite 124).

Die Gewaltfreie Kommunikation (GFK) beruht auf einer grundsätzlich bedürfnisorientierten Haltung. Damit diese Haltung einer GFK leichter verstehbar und handhabbar wird, hat ihr Marshall B. Rosenberg zwei zentrale Symbole zugeordnet: den Wolf und die Giraffe. Diese beiden Tiere symbolisieren zwei verschiedenen Haltungen, in denen wir sprechen. Sie können sich dadurch bewusst machen, in welcher Haltung Sie sich gerade befinden, also ob in einer Haltung des Wolfes oder in der einer Giraffe.

Wolfshaltung (im Bewertungsmodus)

In der Haltung eines Wolfes begegnet sich Menschen mit fertigen Urteilen. Sie wissen dann, was richtig ist und was falsch.

Sie wissen das dann für sich selbst und auch für andere. Ein „Wolf" ist von seinen Wahrheiten stark überzeugt, kann nur schwerlich andere Meinungen oder einfach nur ein Anderssein respektieren. Er verteidigt starr seine Positionen. Er ist nicht bereit, seine Art zu denken, zu fühlen und zu handeln in Frage zu stellen, geschweige denn, in Frage stellen zu lassen. Empathie, Mitgefühl, Anteilnahme sowie Reife im Umgang mit den eigenen Gefühlen und mit den Gefühlen anderer zählen nicht zu seinen Stärken. Widersprüche kann er nur schwer ertragen.

Giraffenhaltung (im Bedürfnismodus)

In einer Haltung der Giraffe begegnen sich Menschen „von Herz zu Herz". Sie wissen dann, was sie brauchen und was sie nicht brauchen. Eine „Giraffe" kann das deutlich und unmissverständlich zum Ausdruck bringen. Sie bleibt in ihren Bedürfnissen klar, beständig und sie ist je nach Situation durchaus flexibel. Ihre Stärke entspringt aus dem Wissen darum, wer sie ist, was sie braucht und was nicht. Sie kann selbst im Chaos gut für sich sorgen und behält den Überblick. Sie denkt, fühlt, handelt bedürfnisorientiert.

In dieser Haltung gesteht sie allen Menschen gleiches zu. Empathie, Mitgefühl, Anteilnahme, Reife im Umgang mit den eigenen Gefühlen und denen der anderen zählen zu ihren Erkennungsmerkmalen. Sie kann konstruktiv mit Widersprüchen umgehen, weil sie in der Lage ist, die Dinge in einem größeren Zusammenhang zu betrachten.

Sie ist scharfsinnig, hat den Durchblick und verfügt über eine gute Portion Intuition. Sie liebt die Menschen und empfindet Demut für alles Lebendige um sie herum.

Die Giraffen-Kommunikation ist eine Haltung ...

... mit der ich ausdrücke:

- was in mir los ist
- was mein Leben schöner machen würde

... mit der ich höre:

- was in dir los ist
- was dein Leben schöner machen würde

... mit der ich erreichen will:

- Aufrichtigkeit und Mitgefühl mir selbst und allen Menschen gegenüber
- Verbindung herstellen, die auf Achtung, Respekt und Wertschätzung beruht

Sobald Sie auch nur einen Hauch von dieser Haltung in sich tragen, werden Sie spüren, wie nah Sie sich dadurch selbst kommen. Das ist ein wundervolles, stärkendes Gefühl und Sie dürfen sicher sein, dass Sie dieses niemals wieder verlieren wollen.

Warum das so ist? Sie erleben vielleicht zum ersten Mal in Ihrem Leben wie erfüllend es sein kann, aufrichtig zu sich selbst zu stehen. Mit allem, was es dazu braucht. Nie fühlen Sie sich selbst so nah, wie in dem

Moment, indem Sie sich wahrhaftig und echt verhalten. Das kann eine sehr tief gehende, neue Erfahrung sein.

Leider haben das die wenigsten Menschen in ihrer Kindheit selbst erfahren und lernen dürfen: echt sein im Denken, im Fühlen, im Handeln. Zu sich selbst stehen. Deshalb scheint es uns manchmal so fremd und so unerreichbar.

Je länger Sie die Wolfssprache bereits sprechen, umso mehr wird sich Ihr innerer Wolf dagegen wehren, auch mal eine Giraffe sein zu wollen. Ein „Wolf" zu sein ist verständlich und kann, wenn Sie wollen, auch so bleiben. Vermutlich wird sich dann jedoch nichts oder nur sehr wenig in Ihrem Leben und in Ihren Beziehungen ändern. Denn es ändert sich nichts, wenn Sie nichts an Ihrem Denken, Handeln und Fühlen verändern.

Wenn Ihre familiäre Situation jedoch so ist, dass Sie dies emotional nicht mehr ertragen wollen oder können, dann ist die Giraffen-Haltung das Schönste und Beste, was ich Ihnen anbieten kann.

Sie wirkt, weil sie einen echten authentischen Menschen erfordert: nämlich SIE. Einen Menschen, der gelernt hat, für sich und seine Bedürfnisse einzustehen, ohne andere dabei zu verletzen. Damit werden Sie auch zum Vorbild für Ihr Kind.

Was Sie konkret dazu beitragen können

Lernen Sie die Haltung und die Sprache der Gewaltfreien Kommunikation kennen. Inzwischen gibt es in
jeder Stadt, an Volkshochschulen oder über Aus-
hänge beim Bäcker bzw. in der Zeitung kleine und
große Angebote zum Kennenlernen und Üben dieser
Form der Kommunikation. Sie müssen darin nicht
perfekt werden. Was sie brauchen, sind zunächst
erste Erfahrungen mit der GFK, um diese im Laufe
der Zeit wachsen zu lassen. Manchen reicht schon
ein erster Kurs aus, um zu erfahren, wie sich Echt-
sein anfühlt. Andere wollen mehr darüber wissen,
sobald sie erleben, wie sie diese neue Haltung stärkt,
sie mehr Orientierung und Klarheit spüren. Das Wie
viel liegt dann in Ihrer Hand.

Damit Sie eine Idee davon bekommen, was Gewaltfreie Kommunikation bedeutet, will ich Ihnen nun die
konkreten Handlungsschritte nennen. Die Art, wie bei
der Gewaltfreien Kommunikation gesprochen wird,
lässt sich in fünf Schritte unterteilen. Gehen Sie die
Schritte nach und achten Sie darauf, wie diese auf Sie
wirken.

Aus Gründen der Vereinfachung nenne ich die Gewaltfreie Kommunikation auch „Giraffen-Sprache" o-
der „Emma-Sprache", weil in meinen Seminaren die
Giraffe den Namen meienr Oma, *„Emma"* trägt.

Vorweg ein tabellarischer Überblick über die fünf
Schritte in den beiden Haltungen: Wolfhaltung (oft
bekannt) / Giraffenhaltung (meistens neu)

125

Schlüssel-Unterscheidungen der fünf Schritte

	Wolfshaltung	Giraffenhaltung
Schritt	Interpretation (der Situation/des Verhaltens)	Beobachtung (was wahrgenommen werden kann mit den fünf Sinnen)
2. Schritt	Gedanke (welche Gedanken habe ich)	Gefühl (welche Gefühle werden durch die Wahrnehmung ausgelöst)
3. Schritt	–	STOPP!! (innehalten, nachdenken)
4. Schritt	Strategie (Überlegung, wie das Ziel erreicht werden kann)	Bedürfnis (von den Gefühlen auf die Bedürfnisse schließen)
5. Schritt	Forderung (von Gegenüber wird ein bestimmtes Verhalten verlangt)	Bitte (dem Gegenüber wird eine Bitte geäußert, die ein Nein akzeptiert)

Die fünf Schritte der Giraffe

1. Beobachtung

Die Fertigkeit des ersten Schrittes besteht darin, nur das zu beschreiben, was Sie durch Ihre Sinne registrieren, also das, was Sie tatsächlich mit Ihren Ohren hören, mit Ihren Augen sehen, mit Ihrer Nase riechen etc. Es geht zunächst nur um Fakten. Deshalb können Sie niemals Konstrukte wie Bedeutung oder Ursachen und auch nicht Absichten, Gefühle, Gedanken etc. anderer bloß registrieren. Das wäre dann nämlich bereits eine Interpretation (Sie deuten das, was ein anderer tut oder sagt oder darstellt und bewerten es oft auch gleichzeitig).

Sie sollten sich bewusst machen, dass jede Beurteilung wie *„gut* oder *schlecht", „richtig oder falsch", „dumm oder schlau"* usw. bereits eine Bewertung darstellt. Weder eine Interpretation noch ein Urteil ist etwas, was faktisch so ist wie es ist. Sobald Sie sich im Interpretations- bzw. Bewertungsmodus befinden, sehen Sie also das Gegenüber nicht mehr so, wie es tatsächlich ist, sondern so, wie Sie darüber denken und urteilen. Und schon sind Sie wieder in der Wolfs-Haltung.

Diese sehr klare Unterscheidung zwischen Registrieren und Interpretieren bzw. Urteilen ist für die meisten Menschen vollkommen neu und ungewohnt. Deshalb braucht es ein wenig Übung und viel Selbstempathie, um in diese neue Haltung des bloßen Registrierens zu kommen.

Zunächst werden Sie vielleicht entsetzt darüber sein, wenn Ihnen auffällt, wie stark Ihre Wolfs-Sicht ausgeprägt ist. Herzlichen Glückwunsch! Jetzt erkennen Sie bereits den Unterschied zwischen Beobachtung und Interpretation bzw. Bewertung. Als nächstes kann es Ihnen passieren, dass Sie um sich herum fast nur noch Bewertungen hören werden und diese nur noch schwer aushalten können. Am liebsten würden Sie jetzt der Dame an der Kasse oder Ihrem Mann mal so ordentlich die Meinung sagen. STOPP! Wolfsfalle! Sie befinden sich dann bereits wieder in der Wolfs-Haltung. Eine Giraffe sieht und hört. Sie bewertet nicht. Und wenn Sie jetzt denken: „So ein Blödsinn!", bewerten Sie schon wieder.

2. Gefühle

Gefühle bestimmen unser Leben, ob wir das nun akzeptieren wollen oder nicht. Menschen investieren viel Zeit und Geld, um bestimmte Gefühle zu vermeiden und andere möglichst oft zu erfahren. Was Gefühle jedoch sind und worin der Sinn liegt, Gefühle zu haben, scheint den meisten nicht bewusst zu sein.

Gefühle sind die Kinder unserer Bedürfnisse.

Jede Beziehung, jedes Gespräch, jede Entscheidung wird von Gefühlen begleitet und gesteuert – im Privaten, wie auch im Beruf. Der Grund dafür, dass nicht alle Menschen zur gleichen Zeit die gleichen Gefühle haben, liegt in den unterschiedlichen Erwartungen und Bedürfnissen, die sich für jede Person damit erfüllen sollen. Alle Gefühle sind vergänglich, sie dauern *nicht* ewig an. Sie ändern sich von allein, auch dann, wenn sie nicht aktiv beeinflusst werden.

Wenn Sie es wagen, Ihre Gefühle mitzuteilen, ermöglichen Sie eine offene und verbindliche Kommunikation mit Ihrem Gegenüber. Voraussetzung ist, dass Sie Ihre Gefühle spüren und benennen können. Probieren Sie das spontan mal aus. Was spüren Sie gerade?

Na?

Ist gar nicht so leicht... aber notwendig für gelingende Beziehungen!

Wenn Sie Ihre Beziehung zu Ihrem Kind verbessern möchten, müssen Sie sich selbst auch verletzbar zeigen. Ihre Gefühle, egal welche, wollen Ihnen etwas sagen. Sie wollen Sie darauf aufmerksam machen, dass Sie etwas brauchen, dass Sie vor etwas Angst haben etc. Das ist ihre Funktion.

Gefühle sind wie die kleinen roten Lämpchen im Auto. Sie signalisieren uns: Der Tank ist fast leer; möglichst bald tanken. Oder: Der Ölstand sollte kontrolliert werden.

Oder: Eine Tür ist nicht richtig verschlossen. An den roten Symbol-Lämpchen erkennen wir auf einen Blick, was das Auto braucht. So ist das auch mit Ihren Gefühlen. Nur haben Sie vielleicht nie gelernt oder Sie haben es wieder verlernt, die Signale wahrzunehmen und zu entschlüsseln.

In der Giraffenwelt gibt es keine guten oder schlechten Gefühle. Es gibt angenehme und unangenehme Gefühle. Das sind bloß Signale, die uns etwas sagen wollen. Es liegt an Ihnen, Ihre persönlichen Gefühls-Signale wahrzunehmen, sich diese bewusst zu machen und darauf zu reagieren. Sie selbst sind für den Umgang mit Ihren Gefühlen verantwortlich.

Sie behalten das lebenslange Sorgerecht für Ihre persönlichen Gefühle.

3. STOPP (Moment der persönlichen Freiheit)

Gerade in angespannten, konflikthaften Situationen reagieren Menschen oft sehr spontan und ohne zu überlegen. Das liegt daran, dass wir dann aus dem Reflex heraus handeln oder dass die Gefühle sich bereits so aufgestaut haben, dass ein überlegtes Handeln nicht mehr möglich scheint.

Im Nachhinein fasst man sich dann oft an den Kopf und fragt sich: „Wie konnte ich nur?" Oft folgen dann Scham- und Schuldgefühle. Diese sorgen dann für weitere unangenehme Gefühle, die jedoch nach außen nicht gezeigt werden, weil das z.B. einem Schuldeingeständnis gleich käme.

Oder Sie bleiben nach einer impulsiven Reaktion irgendwie irritiert zurück. Sie können nicht begreifen, was da passiert ist. Warum Sie sich so unmöglich verhalten haben. Wieder einmal sind Sie zum Opfer Ihrer eigenen Emotionen geworden. Sie wissen nicht, wie das passieren konnte. Sie hatten sich doch fest vorgenommen, sich beim nächsten Mal nicht aus der Reserve locken zu lassen. Doch es ist wieder passiert.

Sie haben keine Idee, wie Sie diesem Teufelskreis entgehen können? Noch nicht. Aber es gibt ihn, den Notausgang.

Wagen Sie zukünftig möglichst frühzeitig ein eindeutiges STOPP. Sobald Sie bemerken, dass Ihr Blut in Wallung gerät oder wenn sich Ihr Eindruck verstärkt, dass jetzt irgendetwas geschieht, das Sie nicht richtig einordnen können oder Sie sich einfach nur unwohl fühlen: Signalisieren Sie ein unmissverständliches STOPP! Nach außen wie außen nach innen. Dann manchmal müssen Sie sich selbst mit diesem STOPP daran hindern, mit den Gedanken oder Plänen immer weiter voranzupreschen.

Sorgen Sie dafür, dass dieses STOPP akzeptiert wird. Zur Not müssen Sie eine Situation sogar verlassen, sollte Ihr Gegenüber bereits Opfer der eigenen Emotionen (Wolf) geworden sein und Sie deshalb nicht mehr hören können. Denn wer im Netz seiner Emotionen herumzappelt, kann NICHT mehr klar denken und klar wahrnehmen. Dann helfen meistens auch keine noch so gut gemeinten Ratschläge, oder Beschwichtigungsversuche.

Im Gegenteil, Ihre wohlwollenden Worte könnten sogar als eine weitere Provokation empfunden werden, was Ihr Gegenüber dann noch rasender macht. Das ist wie *Öl ins Feuer* gießen. Steigen Sie zukünftig frühzeitig aus, bis Sie und Ihr Gegenüber wieder klar denken können. Nur mit einem klaren Kopf lassen sich schwierige Situationen klären.

4. Bedürfnis / Werte

Alles, was ein Mensch tut oder nicht tut, dient dazu, sich ein oder mehrere Bedürfnisse zu erfüllen. M. B. Rosenberg

In der Haltung der Giraffe erachten wir unsere Bedürfnisse und unsere Werte als Quelle unserer Lebensenergie. Die Giraffensprache unterscheidet sich von allen mir bekannten Kommunikationsmodellen dadurch, dass sie auf grundlegenden Bedürfnissen beruht, die wir alle haben. Das macht sie für jeden Menschen auf eine einfache, ehrliche und zutiefst menschliche Weise gültig.

Zu unseren grundlegenden Bedürfnissen gehören z.B. Gleichwürdigkeit, Echt-sein, Verständnis, Nahrung, Schlaf, Sicherheit, Schutz, Gesundheit, Sinn, Anerkennung, Würde, Identität, Lebensfreude, Mitgefühl, Frieden, Geborgenheit, Ruhe...

Sobald Sie Ihre Aufmerksamkeit auf Bedürfnisse richten, werden Sie das Zwischenmenschliche, das alle Menschen miteinander verbindet, erkennen können. Dieses Bewusstsein kann eine entscheidende, deeskalierende Wirkung auf Konfliktsituationen haben. Der Bedürfnisblick ermöglicht Ihnen, *hinter* das Verhalten eines Menschen zu blicken. Sie lernen mit dem Bedürfnisblick das Verhalten eines Menschen besser zu verstehen. Auch solches, das Ihnen nicht gefällt.

Sie werden erkennen, dass sich hinter jedem Verhalten, hinter allem, was ein Mensch tut, ein Sinn verbirgt. Auch wenn dieser zunächst nicht erkennbar ist. Menschen fehlen häufig die richtigen Worte, um auszudrücken, worum es ihnen tatsächlich geht.

Sie haben eher solche Formulierungen gelernt wie „Du solltest...", „Du müsstest...", „Du hast verdient, dass...", „Ich habe das Recht..." usw.

Wenn Sie Ihre Bedürfnisse so formulieren, hört Ihr Gegenüber eher Forderungen, Verurteilungen, Erwartungen. Jeder kennt das. Menschen reagieren darauf mit einer Abwehrhaltung; besonders Ihre Kinder, sogar schon die allerkleinsten. Was wollen sie Ihnen damit signalisieren?

„Bitte sage mir klar und eindeutig was du dir konkret von mir wünschst. Begegne mir dabei auf Augenhöhe, respektiere mich als einen vollwertigen Mitmenschen. Respektiere meine Würde. IMMER. Und dann werde ich freiwillig und gerne darüber nachdenken, ob ich dein Bedürfnis erfüllen will oder kann."

Jeder Mensch trägt gern und freiwillig zum Gelingen bei. Jeder Mensch ist gern nützlich, will gebraucht werden. Jedoch am liebsten, wenn er es freiwillig tut. Je mehr sich Ihr Kind in seiner Würde gewahrt sieht, umso mehr wird es freiwillig und gern zur Bereicherung Ihres gemeinsamen Lebens beitragen. Im Idealfall haben Kinder Eltern, die für sich selbst sorgen und Prioritäten in Bezug auf ihre eigenen Bedürfnisse setzen. Damit werden Sie wieder einmal für Ihre Kinder das beste Vorbild.

5. Bitte (Was brauche ich jetzt?)

Eine Bitte ist nur dann eine Bitte, wenn ich das Nein akzeptiere. Akzeptiere ich es nicht, verstecke ich hinter der formulierten Bitte sehr wahrscheinlich eine freundlich verpackte Forderung, Erwartung, Drohung oder gar einen Befehl.

Sie sagen zum Beispiel zu Ihrem Kind: *"Bitte räum jetzt endlich dein Zimmer auf. Wenn du das bis heute Abend nicht endlich erledigt hast, werde ich stinksauer sein!"*

Was denken Sie, hört Ihr Kind?

Es hört eine Forderung, eine Drohung, eine Erwartung oder ein Ultimatum. Warum? Sie haben zwar das höfliche Wörtchen *Bitte* eingebaut, jedoch gleichzeitig ein Ultimatum gestellt: „*Wenn nicht... dann!"*

So fühlt man Absicht, und ist verstimmt
Johann Wolfgang von Goethe

Ein Kind, dem es wichtig ist, von seinen Eltern respektiert zu werden, wird diesem unglücklichen Versuch elterlicher Beeinflussung garantiert nicht nachkommen. Sagen Sie deshalb anstatt *bitte* lieber: *Ich will...*, oder: *Ich würde, es schön finden, wenn du...".* Das ist wenigstens echt und kommt in jedem Fall besser an. Sie sprechen damit nämlich nur von sich selbst und Ihrem Bedürfnis. Für dieses *Echt-sein*, dieses Bei-sich-selbst-bleiben und damit nur die eigene Sichtweise mitzuteilen, erhalten Sie von Ihrem jugendlichen Kind Respekt.

Das heißt jedoch nicht, dass ihr Kind Ihrem Willen immer und sofort nachkommen wird. Jedoch erhöhen Sie sich die Chance, dass Ihr Kind es irgendwann von selbst tun wird. Je häufiger Sie ihm in einer klaren, respektvollen Weise begegnen, umso größer wird sein Respekt Ihnen gegenüber werden. Jeder Mensch, der sich respektiert fühlt, trägt freiwillig zum Wohle anderer bei. Ganz besonders Ihr eigenes Kind.

Ihr wollt, dass ich Euch respektiere, dann zeigt mir, wie das geht!

Julia, 16 Jahre, zu ihren Eltern

Klare Kommunikation im Konfliktfall

Die Gewaltfreie Kommunikation weicht Konflikten nicht aus. Sie ermöglicht jedoch deren Lösung, weil Sie auf die Bedürfnisse zielt, die in einer Situation nicht befriedigt sind. Auf der Bedürfnisebene können wir uns verstehen und respektieren. Und die Konzentration darauf, diese zu befriedigen, macht Lösungswege gangbar, die im wölfischen Positionskampf gar nicht erst sichtbar werden.

Merken Sie sich daher die fünf Schritte in allgemeiner Form:

Die fünf Schritte der Giraffe

1. Beobachtung
Formulieren Sie Ihre klare Beobachtung (ohne zu interpretieren oder zu bewerten).

2. Gefühle
Spüren Sie in sich hinein. (Welche Gefühle sind gerade in mir präsent?)

3. STOPP!
Nutzen Sie den Moment der persönlichen Freiheit (nehmen Sie sich die Zeit, die Sie brauchen, um zu verstehen).

4. Bedürfnisse
Formulieren Sie eindeutig, welche Ihrer Bedürfnisse nicht erfüllt sind.

5. Bitte
Beenden Sie das Gespräch mit einer klaren Bitte, die Ihr Bedürfnis erfüllen könnte.

In unserem Beispiel mit dem Zimmeraufräumen könnten Ihre Giraffenschritte dann konkret so aussehen:

1. **Beobachtung**
   „Wenn ich sehe, dass deine Schmutzwäsche der letzten acht Wochen in deinem Zimmer am Boden verteilt liegt und der Mülleimer überquillt...

2. **Gefühl**
   ... bin ich stinksauer...

3. **STOPP!**
   (jetzt lieber erst einmal durchatmen, nachdenken; was brauche ich jetzt?)

4. **Bedürfnis**
   ... weil mir Ordnung und Sauberkeit für meine Familie sehr am Herzen liegen.

5. **Bitte**
   Deshalb bitte ich dich mir zu sagen, wann du die Wäsche in den Wäschekeller bringst."

Liste von Bedürfnissen und Gefühlen

Um Ihre Giraffenschritte zu fördern, sollte Ihnen klar sein, was im Rahmen der GFK unter Bedürfnissen und Gefühlen verstanden wird. Die Erfahrung ist, dass es zunächst noch schwerfällt, sich mit den eigenen Gefühlen zu beschäftigen und nicht mit Gedanken, Interpretationen oder Bewertungen.

Auch bei den Bedürfnissen entstehen häufig Missverständnisse, weil sie mit einem beliebigen Verlangen und Scheinbedürfnissen verwechselt werden. Deshalb gebe ich Ihnen jeweils eine Liste an die Hand, auf denen ‚wahre' Bedürfnisse und ‚echte' Gefühle im Sinne der Giraffen-Sprache aufgelistet sind.

Diese Listen sind unvollständig. Auch die Gliederung und Formulierungen können anders gefasst werden.

Sinn der Listen ist zunächst einmal, ein Gespür sowie ein neues Bewusstsein dafür zu bekommen, was im Rahmen der GFK mit Gefühlen und Bedürfnissen gemeint ist. Zum anderen bilden sie eine gute Möglichkeit, ein Gefühl, ein Bedürfnis, das nicht sofort benennbar ist, über die Liste zu finden (Ihr Spickzettel).

Bedürfnisse: Warum wir tun, was wir tun	
Bedürfnis-art	Bedürfnisse
Körperliche Bedürfnisse	Atmen, Schlaf, Ruhe, Nahrung/Trinken, Entleerung, Schutz, Sicherheit, Obdach, Wärme, Abkühlung, Ordnung, Licht/Dunkelheit, Bewegung, Rhythmus, Berührung
Ich-bezo-gene Bedürfnisse	Autonomie, Authentizität, Gelassenheit, Integrität, Kongruenz, Kreativität, Lernen, Selbstvertrauen, Selbstgefühl, Selbstwirksamkeit, Selbstständigkeit, Verantwortung, Wachstum
Soziale Bedürfnisse	Anerkennung, Dankbarkeit, Gleichwürdigkeit, Geborgenheit, gesehen werden, Intimität, Inspiration, Mitgefühl, Nähe, Respekt, Vertrauen, Verbundenheit, Wertschätzung, Zugehörigkeit, Zärtlichkeit

Ich-bezo-gene und soziale Bedürfnisse	Ausgleich, Beitrag leisten, Freude, Klarheit, Leichtigkeit, Rituale/Feiern, Verstehen, Schönheit, Sinnhaftigkeit, Spiritualität

Gefühle: Wollen uns was sagen	
Art von Gefühl	**Gefühle**
Gefühle bei **erfüllten Bedürfnissen** (angenehme Gefühle)	angeregt, aufgeregt, ausgeglichen, ausgelassen beflügelt, befreit, befriedigt, begeistert, beruhigt, berührt, bewegt dankbar, demütig, deutlich eifrig, engagiert, entlastet, entschlossen, entspannt, erfreut, erfüllt, ergriffen, erleichtert fasziniert, feinfühlig, frei, freudig, fröhlich geborgen, geduldig, gefasst, gelassen, gespannt, glücklich, glückselig heiter, hellwach, hingerissen, hocherfreut, hoffnungsvoll inspiriert, interessiert klar, kraftvoll, konzentriert lebhaft, leicht, locker, lebendig, lustig, lustvoll motiviert, munter, mutig neugierig, natürlich offen, optimistisch respektvoll, ruhig satt, schwungvoll, selig, sicher tapfer, tatkräftig, treu übermütig, überrascht, überwältigt, unbekümmert, unbeschwert, unerschütterlich vergnügt, verblüfft, verspielt, voller Vorfreude wach, warmherzig zärtlich, zufrieden, zugewandt, zuversichtlich

142

Gefühlsliste bei **unerfüllten Bedürfnissen** (**eher unangenehme Gefühle**)	abgespannt, ärgerlich, aggressiv, alarmiert, angespannt, ängstlich, argwöhnisch, ausgelaugt
	bedrückt, befangen, beklommen, bekümmert, belastet, beleidigt, beschämt, besorgt, bestürzt, betroffen, betrübt, beunruhigt, blockiert, brummig
	deprimiert, distanziert, dumpf, durcheinander
	eifersüchtig, einsam, empfindlich, empört, entsetzt, erregt, erschöpft, erschrocken
	feindselig, frustriert, furchtsam
	gehemmt, geladen, gelangweilt, gereizt
	hilflos, haltlos, hasserfüllt
	irritiert
	kalt, kribbelig, kaputt
	leer, leblos, labil, lüstern, lustlos
	missmutig, misstrauisch, müde, mürrisch, mutlos
	neidisch, nervös, niedergeschlagen
	ohnmächtig
	panisch, peinlich, perplex, pessimistisch
	ratlos, ruhelos
	sauer, scheu, stur, schläfrig, schlapp, schockiert, schwermütig, skeptisch, sorgenvoll, streitlustig
	teilnahmslos, träge, traurig
	überfordert, überlastet, unbehaglich, unbeteiligt, ungeduldig, ungehalten, unglücklich, unklar, unnahbar, unruhig, unschlüssig, unsicher, unter Druck, unwohl, unzufrieden
	verängstigt, verärgert, verbittert, verlegen, verletzt, verloren, verrückt, verschlafen, verspannt, verstimmt, verstört, verunsichert, verwirrt, verzweifelt
	weinerlich, widerwillig, wütend
	zappelig, zerknirscht, zermürbt,

143

	zerrissen, zittrig, zögerlich, zornig, zynisch
Unechte Gefühle (Gefühle, die eher meine Gedanken darüber ausdrücken, was ein anderer tut oder denkt)	abgelehnt, ausgegrenzt, ausgenutzt, beleidigt, belogen, betrogen, benutzt, erpresst, erniedrigt, gezwungen, gemobbt, gedemütigt, hereingelegt, hintergangen, ignoriert, manipuliert, missbraucht, niedergemacht, provoziert, unterdrückt, verarscht, verlassen, vernachlässigt, verraten, zurückgewiesen

Liebe Achterbahneltern, liebe Wölfe, liebe Giraffen,
liebe Rettungsboote, liebe Leuchttürme, liebe Schiffe
in Seenot,

nun liegt es in Ihren Händen,
wie Sie zukünftig in Verbindung mit Ihren Kindern
sein wollen.
Im Rettungsboot oder als Leuchtturm,
als Wolf oder als Giraffe.

Sie haben die Wahl - jeden Tag aufs Neue!

Ist es so einfach?
Ja!

Zwei Wölfe

Ein alter Indianer saß mit seinem Enkelsohn am Lagerfeuer. Es war schon dunkel geworden und das Feuer knackte, während die Flammen in den Himmel züngelten.

Der Alte sagte nach einer Weile des Schweigens:
"Weißt du, wie ich mich manchmal fühle? Es ist, als ob da zwei Wölfe in meinem Herzen miteinander kämpfen würden.
Einer der beiden ist rachsüchtig, aggressiv und grausam.
Der andere hingegen ist liebevoll, sanft und mitfühlend."

"Welcher der beiden wird den Kampf um dein Herz gewinnen?", fragte der Junge.

"Der Wolf, den ich füttere", antwortete der Alte. Indianische Weisheit

Vielleicht kann diese kleine Geschichte Ihr Leuchtturm werden.

5. Persönliches

Brief einer Mutter

Ok, ich lebe und das eigentlich ganz gut, wenn man von außen drauf schaut. Doch, ja genau, von außen muss es ganz gut ausschauen mit unserer Familie.

Gefühlt gestern erst habe ich dich geboren, am schönsten Tag der Welt, irgendwann kurz nach 9/11. Ein fröhliches Kind warst Du, mit eigenem Kopf, so wie man es sich wünscht für seine Kinder, doch irgendwie war auch öfters alles anders. Was war anders?

Und was ist jetzt mit mir los, 17 Jahre später? Ich bin eigentlich ich, aber wer bin ich? Nie habe ich mir diese Frage öfters gestellt als die letzten 3 Jahre!

Meine schöne, mühsam geplante Welt ist aus den Fugen geraten. Ich bin so leer wie nie zuvor. Was ist los mit mir? Hat mich als Alterspubertier jetzt eine wie auch immer geartete Psychose ereilt?
Du stehst vor mir und findest mich nicht – ich schaue Dich an und erkenne Dich nicht. Warum hasst Du mich plötzlich? Warum zerstörst Du meine Sachen? Warum beklaust Du mich? Was habe ich falsch gemacht? Ist so Pubertät? Das bist Du nicht, ich weiß es. Du bist nicht mehr da. Du bist nicht mehr Du, und ich bin jetzt nicht mehr ich. Du bist nur noch Hülle, eine scheinbar hasserfüllte Hülle, und Du nimmst mich mit auf die Reise in gedämpfte Welten.

Ich fahre nach Hause und bin doch eben erst zur Arbeit gefahren. Sind die 8 Stunden schon rum? Was habe ich heute gemacht? War ich überhaupt heute dort? Welcher Wochentag ist heute? Ich weiß es nicht mehr, alles wirkt wie in Watte gepackt ...

Ich treffe Tanja beim Einkaufen, und eigentlich hatte ich alles gegeben, dass sie mich nicht sieht. Ich möchte mit Niemandem reden ..., ich möchte keine Fragen nach Dir beantworten, da ich keine adäquaten, ja meinen Wünschen entsprechende Antworten geben kann. Nein, es ist nicht alles gut; nein, Du gehst nicht zur Schule; ja, Du rauchst und nimmst wahrscheinlich Drogen; nein, Du hast meinen Geburtstag vergessen; nein, Du warst Weihnachten nicht zu Hause, obwohl Du erst 14 bist; ja, das Jugendamt ist eingeschaltet; ja, Du hast eine Einzelbetreuung erhalten; nein, ein Familienleben findet nicht mehr statt. Ja, sonst ist alles prima ... Zum Glück fragt sie nichts, sie erzählt ... und das ist auch die Hölle ... für mich. Sie erzählt von dem neuem Mobilfunkvertrag ihres Sohnes ... Eine Minute Zuhören schaffe ich ..., in Minute 2 überlege ich mir die Optionen: Ich werde gleich laut schreien ..., ich halte das nicht aus ..., so viel belanglosen Mist; warum erkennt sie meine leere Hülle nicht ...; ich überlege, jetzt etwas Unfreundliches zu sagen, nur, damit es vorbei ist ...; selbst dafür bin ich zu schwach und zu hilflos. Wer bin ich plötzlich? Ich bin wieder das kleine Mädchen, das als Kind vor irgendwelchen Herausforderungen gestanden hat wie David vor dem großen Goliath. Ich bin klein, schwach, getrieben von Anderen zu funktionieren, zu schwach, mein eigenes ICH zu spüren. „Ich muss los", falle ich ihr ins Wort und der Spuk ist vorbei. Was bleibt ist die Scham, sie so unfreundlich behandelt zu haben und die Unsicherheit aus Kindertagen, wo ich so unendlich allein war.

Wo ist meine Identität geblieben? Ein wenig stelle ich mir meine Identität wie einen großen, schweren Tisch vor. Die Beine, vier oder mehr, bilden nur zusammen die Funktion, etwas Belastbares, was in Waage stehen sollte, zu realisieren. Einzelne Beine haben keine Funktion im großen Ganzen, nur die Summe gibt die Stabilität. O.k., also mein Tischbein „soziales Umfeld" ist aktuell abhandengekommen ... Ganz tief spüre ich die soziale Isolation, gewollte und fremd gesteuerte: Meine Ehe kriselt; ich ziehe mich zurück. Meine Freunde stellen Fragen und wollen helfen; ich ziehe mich zurück. Mein Arbeitsplatz ist vorhanden, ich bin jedoch nur äußerlich anwesend, oft noch nicht mal das. Meine hoch

147

gehängte Wertvorstellung in Sachen Job kann ich somit auch nicht mehr erfüllen. Was die anderen sagen, ist mir inzwischen egal, ich selbst jedoch stehe jeden Tag deswegen zwangsweise als Versager vor mir selbst auf. Meine Verwandten geben gut gemeinte, kontroverse Ratschläge; ich ziehe mich dort auch zurück. Was bleibt, ist gesteigerte Unruhe, wahlweise gepaart mit Lethargie oder Hass-Attacken auf die absurde Situation zu Hause, aus der es für mich keinen Ausweg gibt. Familie Scheiße, Job Scheiße. Mein Tisch wackelt auf höchstens 2 noch verbleibenden Beinen schon recht ordentlich. Er steht komplett instabil dort; schon kleinste Erschütterungen bringen das System Tisch, und damit mein ICH, zum Stürzen. Abgrundtiefer Hass – das beschreibt mein Gefühl auf die Situation, die da ist, die mit meinem eigenen Fleisch und Blut zu tun hat, und die ich jetzt einfach nur aushalten muss, ohne den Ausweg zu sehen. Ich sehe alles nur noch durch milchige Brillengläser und durch eine Wand aus dichter Watte. Mich erreicht nichts mehr. Deine für mich nicht erklärbaren Attacken auf meine Integrität treiben mich an den Rand des Aushaltbaren. Manchmal glaube ich, dass einer von uns beiden wahnsinnig ist, ich weiß nur nicht wer. Es gibt jetzt für mich auch nur noch Flucht oder Angriff, dazwischen ist nichts. Ich bin kurz vor dem Kollaps, das letzte Tischbein, meine Integrität, die ich 50 Jahre für mich so hoch gehängt habe, droht zerstört zu werden. Ich kann mein Handeln nicht mehr mit meinen Werten einen. Es gibt keine Übereinstimmungen mehr zwischen gewünschter Haltung und meinem Handeln - der Tisch wird gleich zusammenstürzen, denn 1 Bein ist definitiv zu wenig.

Ich fühle mich ausgenutzt, ja, psychisch misshandelt, abgewertet, als Versager, betrogen, mental meiner Integrität beraubt und: vor allem schuldig. Schuldig daran, dass Du so bist, wie Du bist.

Heute ist vieles anders und doch ist alles gleichgeblieben. Unsere Themen sind nach wie vor die gleichen, mit sehr hohen Höhen und sehr tiefen Tiefen. Der Tisch steht jedoch wieder sicher auf allen Beinen und auch größere Erschütterungen, wie deine am letzten Wochenende erlittenen Verletzungen an Deinem Körper, machen mich zwar traurig, aber sie bringen mich nicht mehr aus dem Gleichgewicht. Die wattierte Umgebung und das Milchglas in meiner Brille sind verschwunden. Der Tisch steht wieder fest, ja sogar fest verankert an seinem alten Platz.

Heute ist vieles anders und doch ist alles gleichgeblieben. Was ist passiert? Lass mich Dir ein paar Schlagworte dazu nennen, was ich die letzten Monate erfahren und erlernen durfte:

Die bedingungslose Akzeptanz unserer Situation, dass jeder von uns so ist wie er ist. Das schließt ebenfalls ein, dass ich auch meine emotionalen Reaktionen auf Vorkommnisse bedingungslos versuche zu akzeptieren, ohne das Rumpelstilzchen zu machen.

Das bewusste Liegenlassen von zugespielten Bällen, wie z. B. Verbalattacken, die gar nichts mit mir zu tun habe, sondern in dem Moment nur mit meinem Gegenüber.

Die Unterscheidung von Pseudogefühlen und echten Gefühlen, um dadurch gewinnbringend zu erkennen, wo sich mein inneres Ich gerade befindet: Bei Pseudogefühlen bin ich wieder das kleine Kind von vor 50 Jahren, das sich getrieben im Schema bewegt und dadurch dem anderen die Schuld in die Schuhe schiebt.

Gewaltfreie Kommunikation als Handlung zur Haltung eines wertschätzenden Umgangs miteinander, auch wenn wir nicht der gleichen Meinung sind. Ich verzichte immer öfter auf einvernehmliche Lösungen und lasse Dir und Anderen eine wertgeschätzte andere Option.

Ich übernehme Verantwortung für mich, meine Gefühle und Bedürfnisse und versuche, durch eine bewusste Trennung des ICHs vom DU Dein Leben zu bereichern, indem ich gern Deine Wegbegleiterin bin.
All dieses durfte ich durch den Umgang mit wunderbaren Menschen erlernen und erleben, die mir mein höchstes Gut, nämlich meine uneingeschränkte freie Wahl zu Haltung und Handlung und damit meine Integrität wieder zurückgegeben haben.

Elisabeth B., im November 2018

149

Danke ...

... **Elisabeth B, du Frau und Mutter**, zu deren größten Stärken es zählt, ihre Schwächen zu finden und diese in Eigenverantwortung umzuwandeln. Ganz leise und doch so unübersehbar stolz und stark. Dich so zu sehen, berührt und inspiriert mein Denken, mein Fühlen und weiteres Handeln als Frau und als Mutter. Du stehst nun hier, an vorderster Front, stellvertretend für die vielen anderen wundervollen Mütter und ihre Lebensgeschichten, stellvertretend für alle Eltern, die sich mit uns auf den Weg begeben haben, auf die Reise zum Leuchtturm.

... **Ihr „MMs";** Andrea, Caro, Heike, Manu, Reingard, Sabine, Tanja - für Euren Feinsinn und das gemeinsame, achtsame *Füreinander da sein* als Frau und Mutter.

... **Ihr Leuchttürme;** Ihr lieben Eltern **U., B., S., U. M.,** es sind nun schon so viele Jahre vergangen, Ihr seid immer noch bei uns.

... **allen Rettungsboot-Eltern,** die mir vom ersten Augenblick unserer Begegnung einen Vertrauensbonus schenkten, indem sie sich in ihrer ganzen Ohnmacht und Verzweiflung zeigten. Immer noch berührt es mich, dass Ihr mir so bedingungslos offen in Eurer Verletzbarkeit begegnet.

..., **Jasmin, Laura, Marie, Sophie, Ihr erfahrenen Expertinnen in eigener Sache**, Ihr Stimmen unserer Jugend. Ihr seid die Leuchttürme unserer Familien. Sowie **Ihr Mädels vom Grenzposten**! Ihr wisst schon... Und Ihr zwei wunderbaren Trialog-Gestalterinnen **Christiane und Anja**.

... **Mathias Voelchert und Eleonore d' Harnoncourt**, family-lab Deutschland, für Euren authentischen und unermüdlichen Kampf um die Stärkung und Würdigung aller Familien in dieser Welt. Wir sind viele und wir werden mehr.

... **Jesper Juul**, du bist mein menschlicher Familien-Inspirator und Leuchtturm. Auch wenn du das so gar nicht hören wolltest: Ich betrachte es als ein großes Glück, mit dir und von dir gelernt zu haben. Du hast der Mutter in mir Haltung ermöglicht!

25. Juli 2019, Danke für dein Leuchten!
Dein Lebenskonzept der Gleichwürdigkeit wird weiterleben; in uns und in unseren Kindern!

... **Gundi und Frank Gaschler**, Ihr seid für mich die authentischsten und schönsten Giraffen, die mir in meinem Leben begegnet sind. Danke, dass ich mit und von Euch erfahren durfte, dass es noch etwas anderes, etwas Schöneres und Lebendigeres gibt, als den Wolf.

... **Herr Priv. Doz. Prof. Dr. Michael Franz**, ehemaliger ärztlicher Direktor der Vitos Klinik für Psychiatrie und Psychotherapie, Bad Emstal.

Frau Dr. Martine Micol-Grösch, ehemalige Oberärztin der DBT-Borderline-Station des Vitos-Klinikums für Psychiatrie und Psychotherapie, Bad Emstal.

Ihrer persönlichen Unterstützung und Ihrer, über ein Jahrzehnt erlebten Solidarität für unsere Angehörigenarbeit im Hause des Vitos-Klinikums Bad Emstal, heute Kassel, haben wir es zu verdanken, dass sich unsere Borderline-Angehörigen-Schulungen zu einer erfolgreichen Angehörigen-Multiplikatoren-Schulung mit Herz, Verstand und Nachhaltigkeit entwickeln durfte und konnte.

... zum Schluss, **Georg, alter Freund!**

Ich wage nicht, die Stunden zu zählen, die du mir so einmalig geduldig bei der Erstellung dieser Praxisschrift zur Seite gestanden hast. Ohne dich, dein Einfühlungsvermögen in die Thematik, verbunden mit deinen fachlichen Fähigkeiten im Bereich des Lektorats wäre ich wohl noch unterwegs. Danke, alter Freund, dass du immer noch da bist!

Meine literarischen Leuchttürme: Menschen und ihre Literatur (kleine Auswahl)

Martin Bohus, Prof. Dr., Facharzt für Psychiatrie und Psychotherapie und Psychotherapeutische Medizin, Supervisor für Verhaltenstherapie, Supervisor für DBT. Leiter der Klinik für Psychosomatik und Psychotherapie des Zentralinstituts für Seelische Gesundheit in Mannheim.

Buchtitel
Gunilla Wewetzer, Martin Bohus:
Borderline-Störung im Jugendalter. Ein Ratgeber für Jugendliche und Eltern,
Göttingen: Hogrefe, 2016.

Martin Bohus, Markus Reicherzer:
Ratgeber Borderline-Störung. Informationen für Betroffene und Angehörige, Göttingen: Hogrefe, 2012.

Martin Bohus:
Borderline Störung. Reihe „Fortschritte der Psychotherapie" Bd. 14, Göttingen: Hogrefe, 2., vollständig überarbeitete Auflage, 2019.

Klaus Dörner, em. Prof. Dr. med., 1980 bis 1996 Leiter der Westfälischen Klinik für Psychiatrie Gütersloh, lehrte Psychiatrie an der Universität Witten-Herdecke. Arbeits- und Interessenschwerpunkte: Psychiatrie, Medizinethik, Geschichte der Moderne.

Albrecht Egetmeyer war ärztlicher Direktor des Bezirkskrankenhauses Kempten. Er ist jetzt im Ruhestand, aber weiterhin als Berater des Psychiatrie-Koordinators des Bezirks Schwaben und des Verbands der APK der bayrischen Bezirke tätig.

Konstanze Könning ist Diplom-Psychologin und war am Landeskrankenhaus Gütersloh tätig. Sie lebt heute im Allgäu.

Buchtitel:
Klaus Dörner, Albrecht Egetmeyer, Konstanze Könning (Hg.):
Freispruch der Familie. Wie Angehörige psychiatrischer Patienten sich in Gruppen von Not und Einsamkeit, Schuld und Last frei-sprechen,
BALANCE Ratgeber, Reprint der Ausgabe von 1982, Köln: Psychiatrie Verlag, 2014.

Viktor E. Frankl, Prof. Dr., (1905-1997) war Professor für Neurologie und Psychiatrie an der Universität Wien und Professor für Logotherapie u.a. in San Diego, Kalifornien. Begründer der Logotherapie. Inhaber von 29 Ehrendoktoraten. Seine Bücher wurden in 22 Sprachen übersetzt.

Buchtitel:
Viktor E. Frankl:
... trotzdem Ja zum Leben sagen: Ein Psychologe erlebt das Konzentrationslager, München: Kösel, 2009.

Viktor E. Frankl:
Wer ein Warum zu leben hat. Lebenssinn und Resilienz, Weinheim: Beltz, 2020.

Gundi Gaschler, Diplompsychologin und zertifizierte Trainerin für Gewaltfreie Kommunikation nach Marshall Rosenberg (CNVC).

Buchtitel:
Gundi Gaschler:
Herr Rosenberg und die Kaffeetasse, München: Kösel, 2018.

Frank Gaschler, Assessor für Trainerzertifizierung (CNVC). Zertifizierter Trainer for nonviolent Communication (CNVC)

Buchtitel:
Frank Gaschler:
Ich will verstehen, was du wirklich brauchst. Gewaltfreie Kommunikation mit Kindern – Das Projekt Giraffentraum. Mit einem Vorwort von Marshall B. Rosenberg, München: Kösel, 2007.

Arno Gruen, 1923 in Berlin geboren, emigrierte 1936 in die USA. Nach dem Studium der Psychologie leitete er ab 1954 die psychologische Abteilung der ersten therapeutischen Kinderklinik in Harlem. 1961 promovierte er als Psychoanalytiker bei Theodor Reik. Es folgten Professuren in Neurologie und Psychologie. Daneben führte er seit 1958 eine psychoanalytische Privatpraxis in Zürich, wo er seitdem

lebte und praktizierte. Am 20. Oktober 2015 ver-
starb Arno Gruen im Alter von 92 Jahren.

Buchtitel
Arno Gruen:
Der Fremde in uns, Stuttgart: Klett-Cotta, 2002

Arno Gruen:
**Der Wahnsinn der Normalität:.Realismus als Krank-
heit: eine Theorie der menschlichen Destruktivität,**
München: Kösel, 1987.

Arno Gruen:
**Dem Leben entfremdet: Warum wir wieder lernen
müssen zu empfinden,** Stuttgart: Klett-Cotta, 2013.

Arno Gruen:
Wider den Gehorsam, Stuttgart: Klett-Cotta, 2019.

Jesper Juul, dänischer Familientherapeut, Gründer
des Kempler Institute of Scandinavia in Odder in Dä-
nemark und Autor zahlreicher Bücher zu Familien-
beziehungen und Erziehung.

Buchtitel:
Jesper Juul:
**Dein kompetentes Kind: Auf dem Weg zu einer
neuen Wertgrundlage für die ganze Familie,** Reinbek
bei Hamburg: Rowohlt, 2017.

Jesper Juul:
Leitwölfe sein: Liebevolle Führung in der Familie,
Weinheim: Beltz, erweiterte Auflage 2018.

Jesper Juul:
Aggression: Warum sie für uns und unsere Kinder notwendig ist, Frankfurt M.: Fischer, 2015.

Jesper Juul:
Vier Werte, die Eltern & Jugendliche durch die Pubertät tragen, München: Gräfe und Unzer, 2015.

Jesper Juul:
Frau und Mutter: Ein solidarischer Essay aus der Perspektive eines Mannes, Windberg: Voelchert, 2014.

Marsha Linehan, Prof. Dr., US-amerikanische Psychologin. Sie leitet als Professorin für Psychologie an der University of Washington in Seattle ein Therapiezentrum für Borderline-Persönlichkeitsstörungen.

Buchtitel
Marsha Linehan:
DBT (R) Skills Training Handouts and Worksheets, GUILFORD PUBN; Auflage: Second Edition, 2014.

Marshall Bertram Rosenberg (1934 - 2015), Begründer der **Gewaltfreien Kommunikation,** war ein US-amerikanischer Psychologe. Er gründete das gemeinnützige Center for Nonviolent Communication und war ein international tätiger Mediator. Er hat das Konzept der Gewaltfreien

Kommunikation (GFK) (engl.: Nonviolent Communication (NVC)) entwickelt.

Buchtitel:
Marshall B. Rosenberg: Gewaltfreie Kommunikation.**Eine Sprache des Lebens**, Paderborn: Junfermann, 2011.

Virginia Satir, US-amerikanische Psychotherapeutin, sowie eine der bedeutendsten Familientherapeutinnen. Oft wird sie auch als „Mutter der Familientherapie" bezeichnet.

Buchtitel

Virginia Satir:
Das Satir-Modell: Familientherapie und ihre Erweiterung, Paderborn: Junfermann, 1995.

Virginia Satir:
Familienbehandlung. Kommunikation und Beziehung in Theorie, Erleben und Therapie, Freiburg i. Breisgau: Lambertus, 2003.

Virginia Satir:
Kommunikation, Selbstwert, Kongruenz: Konzepte und Perspektiven familientherapeutischer Praxis, Paderborn: Junfermann, 1996.

Mathias Voelchert, Gründer und Leiter von familylab.de, die familienwerkstatt (D), Betriebswirt, Ausbilder, Praktischer Supervisor, systemischer Coach.

Buchtitel:

Mathias Voelchert:

Zum Frieden braucht es zwei, zum Krieg reicht einer.
Wie Paare Konflikte in Liebe lösen, München: Kösel,
2016.

Mathias Voelchert:

Trennung in Liebe – damit Freundschaft bleibt,
München: Kösel, 2019.

Gewidmet meinen Kindern

Sebastian, Tobias, Laura, Julia, Anna,

ich spüre den Abschied von einer Zeit,
die jetzt zu Ende geht.

Es tut weh, das zu fühlen,
es macht mich traurig.

Gleichwohl weiß ich, es kommt eine neue,
eine andere Zeit, in der wir uns begegnen,
meine geliebten Kindern.

Ich danke meinem Schicksal
für so viel Lebendigkeit!

Januar 2020

Alles wirkliche Leben ist

Begegnung.

Martin Buber

160

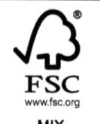